JN069913

たけのこ医者のつぶやき

つづき

山崎医院
山崎 政城

〈はじめに〉

たけのこ医者のつぶやきのエッセイ集を出して11年（平成24年に出版）が経過しました。皆さんから大変読みやすかったですよと言われ、今回、たけのこ医者のつぶやきのつづきとして出版することにしました。このコロナ禍で暇な時間ができたのも出版の原因となっています。

私が町医者として40年以上従事し、その経験をした出来事やつぶやきをそのまま本にしてみました。この40年の間にはとても残念な患者さん、びっくりするような患者さん、反省させられる患者さんなど多く経験し、また政府の医療に対する政策のことについても思いつくままに書いてみました。思いつくままに書いていますので適切な文章にはなっていないのをお許し下さい。各項目に短い文章として書いていますので、どの項目から読んでも良いと思います。

私自身、正直に生きてきて誠実な医療に取り組んできました。私の医師としての信念は思いやりです。そして父がよく言っていた〝患者さん側に立った医療〟を実践しております。そんな事は当たり前のことだと言われるドクターもいると思いますが、私を含めそれをあまり実践していないドクターが多いと思いますので、一言言わせてもらいました。

この本の表題の「竹の子医者（たけのこいしゃ）」というのは、前回の本にも書かせてもらいましたが、「藪医者（やぶいしゃ）」より医師の能力が低いということで母が言った「言葉」です。経緯をいいますと、母には糖尿病があり、母が私にあらゆる症状を訴えていたのを、私がすべて糖尿病からきている症状と言っていましたので、母が、「あなたは本当に竹の子医者ね！」と言うので「竹の子医者？」私が聞き直すと、母は「竹の子は若く、藪（やぶ）にもなっていないでしょう！　あなたは藪にもなっていないのでそう言ったのよ！」「なんだ、俺はまだ藪医者にもなっていないんだ‼」と反省をこめて、強く印象に残ったので表題につけました。

この本の内容は28年前より私の医院から出している「杏の実」の新聞に私が

投稿したものと、忘れられない患者さんのことを基本的に書いています。内容は各新聞の記事やいろいろな書籍を参考にさせて頂きました。色々とご批判もあるかと思いますが、一介の町医者の戯言だと思って下さい。でも少しでも皆さんのお役に立つことが出来れば本望です。

令和五年三月

目次

第3章 たけのこ医者の心理学的情報……57

第4章 たけのこ医者の出会った患者さん……101

第1章　たけのこ医者の診療室から

1　尊厳死について

今回は尊厳死について考えてみたいと思います。

尊厳死法案が議員立法によって国会に提出されようとしています。終末期に延命措置を行わなくても、それが本人の意思なら医師は責任を免れる、と定める法案のようです。以前にも杏の実新聞に書きましたが、尊厳死と安楽死はどう違うのかを説明したいと思います。

安楽死は、肉体的、精神的苦痛から解放するために薬物投与などで人為的に死を早めることです。尊厳死は海外では安楽死と同じ意味で使う場合がありますが、日本での尊厳死は、本人の意思に従って延命措置を控えたり、中止したりした結果による死との位置づけです。これは、積極的に死を早めていないため〝消極的な安楽死〟とも言われます。このような死をどこまで認めるかは、倫理や文化、死生観が関わる難しい問題です。日本は安楽死については、平成

7年の横浜地裁判決で一定の条件が示されたことがあるものの、法的にも社会的にも認める動きはありません。

問題の尊厳死ですが、延命措置を控えたり、中止にしたりすることは、現実の医療現場では、少なからず行われています。しかし、どんな場合が認められるか、明確なルールがありません。いわば〝グレーゾーン〟になっているから、終末期医療に関する希望の書類（リビングウィル）を残しておいても、医師側は、このリビングウィルの法的効力がありませんので罪に問われることを恐れて、それに従わないことがあります。それゆえ、尊厳死法案が国会に提出されることになったようです。

法案の内容は、終末期を「適切なすべての医療措置を受けても回復の可能性がなく、死が間近と判定された状態」と定義し、医師2人以上で判定するとしました。そして15歳以上の患者さんが終末期の延命措置を拒否する意思を書面に残していれば、それに従った医師は法的責任も行政上の責任も問われませんという内容です。

この法案に対する関係団体の反応を書いてみます。

日本尊厳死協会は「法律ができれば、医師は不安なく患者さんの意思を尊重できる」と賛成しています。

しかし、障害者・難病患者さんの団体、日本弁護士連合会などは反対の立場です。その理由は、「法制化は国が尊厳死を勧めることになり、社会的弱者の生存を脅かす」や「人の死に国家が介入するな」などのようです。法案の中身についても「終末期は正確には分らない」や「過去に書いたリビングウィルが現在の本人の意思と言えるのか」などの問題点が指摘されています。

日本医師会（日医）はどうでしょうか。日医は慎重のようです。終末期医療については厚生労働省と日医、複数の学会が指針などを作り、医師の免責こそ保障されないものの、延命措置の差し控えや中止を認めています。日医の考えは、終末期医療の現場は多様で、法律で縛って混乱を招くより、緩やかな指針の方が望ましいとしています。

今の終末期医療が多くの問題を抱えていることは確かです。その解決策として「尊厳死の法制化」については必要だと思いますので、十分な議論がされることを望みます。

皆さんも自分の最期をどのようにしたいのかを明確にしておく必要がありますので、よく考えて、家族や主治医としっかり話し合いをしてリビングウィルを書いておくことをお勧めします。

○リビングウィル（living will）：自分がしっかりしている時に、あらかじめ自らの延命措置等に関して意思表示をしておく文書。

（平成25年1月1日）

2　終末期医療について

今回は終末期医療について考えてみたいと思います。

人は生まれたからには必ず死にます。できれば天寿をまっとうし穏やかに逝きたいと思います。ところが現代医療はこの願いを踏みにじり、死期の迫ったお年寄りに無用の苦痛を強いています。病院はお年寄りであふれ、誤嚥性肺炎の患者さんが救急車で次々と運ばれてきます。そして抗生剤等の応急処置で症状は治まりますが、３か月もしないうちにまた運ばれてきます。自分で食べられない患者さんには、胃に穴をあけ、栄養を直接チューブで送り込む胃瘻造設をし、さっさと退院してもらうようです。

私は以前に杏の実新聞にも書きましたが、胃瘻造設はあまり勧めていません。理由はふたつあります。ひとつは、胃瘻造設で本人は何の楽しみもなく、ただただ機械的な食事で介護され、本当は本人が希望する医療ではないかもしれません。患者さん本人の意見が確認できなければ適切な医療行為とは言えません。だから、お勧めできません。

もうひとつの理由は、胃瘻造設して栄養不足、脱水は解消するかもしれませんが、人間の身体は機械のように燃料を入れておけば良いというものではありません。人間は環境の変化やその日の体調により食欲が変化します。それなのに調子が悪いのを伝えることができない患者さんにまで、三度三度決まった量の栄養剤が注入されていきます。これでは胃腸がたまったものではありません。胃瘻造設の患者さんの中には、嘔吐をし、ひどい場合には嘔吐物で窒息する人もいます。だからこの方法はお勧めできません。

誤解がないように付け加えておきますが、私は胃瘻造設がすべて悪いと言っているのではありません。脳梗塞（急性期）などで一時的に食べられなくなった患者さんが体力を回復するまでのつなぎで治療するなど、まだ先があるのなら効果を発揮する場面も多いと思います。この場合では、一時的な胃瘻造設は良いと思います。

今の時代では、老衰死というものは存在しないのかなと私は思います。なぜ自然死が出来なくなっているのかを考えてみますと、すべての人が責任をとらなくなったからだと思います。老人ホームなどの職員さんは、入所者のお年寄りの容体が急変すると、家族に責任を追及されたくないとの思いですぐに病院に送ります。病院は病院で、延命の処置があるのにしなければ不作為の殺人に問われかねないので、救急治療や手術をするようです。また長期入院されては困りますので、胃瘻造設をし施設の方に送り返すというようです。

皆さんはどう考えますか？

自分が高齢になり、食べられなくなり老衰で死のうとしている時に、医療で人の命を無理やりに延ばしていいのか、自分はこんな姿（医療を受けている）を望んでいるのかをしっかり考えていかなければなりません。医療は本来、人の健康、命のためにあるべきであろうと思いますが、老衰に医療がどこまで関与すべきかを慎重に考えていかなければならないと思います。

私は、自分がやってほしくない医療は今までやってきませんでした。これからもやっていくつもりはありません。だから皆さんの終末期医療を私に任せますと、おそらく老衰という方向で治療をしていくと思います。それで良かったら、私は最期まで皆さんを治療していきたいと思います。

今の終末期医療が多くの問題を抱えていることは確かです。その解決策として「尊厳死の法制化」をし、尊厳死を法的に認めることが、終末期医療を患者さんの希望どおりに出来ることだと思います。しかし、これについては十分な議論が必要です。

皆さんも自分の最期をどのようにしたいのかを明確にしておく必要がありますので、よく考えて、家族や主治医としっかり話し合いをして、リビングウィルを書いておくことをお勧めします。

○リビングウィル（living will）

自分がしっかりしている時に、あらかじめ自らの延命措置等に関して意思表示をしておく文書。

（平成25年４月１日）

3　高齢者の手術について

今回は年をとってからの手術について考えてみたいと思います。高齢者の手術は難しいと言われます。それは技術的な問題ではなく、難しいのは手術をしたほうが良いのか悪いのかの判断であります。

一般に若い人であれば、身体のどこかに病気、疾患が発見されても、そこを治療すればば生活にそれほど大きな支障を来たすことはなく、身体の持つ自然の力で元に戻してくれます。だから、どんなに難しい手術であっても、若い患者さんに対しては治すために悪い所を手術をします。

しかし高齢者になりますとそう簡単にはいきません。高齢者になればなるほど、身体能力や臓器機能の衰えがきているのは自然の摂理であります。たとえ局所の手術をして病巣を取り除いたとしても、ほかの弱った箇所のために全体のバランスが崩れて、生活の質が低下したり、生活そのものが困難になることも稀ではありません。簡単に言えば、癌はすべて取り除き手術は成功しましたが、患者さん自身は寝たきり状態となってしまった。ということです。高齢者の手術にはこういうケースが多いと言うことです。

私は、高齢者になったら手術をするなと言っているのではなく、重要なことは、病気そのものを手術で治すことではなく、患う高齢者がその後の人生を最も良い状態で過ごせるように治療（手術を含め）をすることであると私は思います。だから、そういう考えや気持ちを持っている外科医を選ぶべきだと私は考えていると同時に、そういう外科医に遭遇することを願います。

（平成25年10月1日）

4　薬の包装シートごと誤飲に注意

今回は、高齢者らが薬の錠剤を包装シートごと飲み込んでしまう事故について考えてみたいと思います。

患者さんが、誤って薬の包装シートごと飲み込むと、喉や食道を傷つけ、出血による生命の危険があります。それ故製薬各社は、１９９６年にシートを細かく切り離せなくする防止策をとりましたが、その後も年10件程度の誤飲事故が続いています。家庭や病院で、ハサミを使用して切り分けているのが要因とみられ、医療事故を分析する第三者機関などは「シートは切らないで」と呼びかけています。

国民生活センターによると、患者さんが薬を包装ごと飲み込んだ事故相談は２００９年度までの10年間で計86件寄せられています。また日本医療機能評価機構によると、薬の包装シートごと誤飲事故は、高齢者に多く、自宅だけでなく病院でも発生しているとのことです。包装シートは、アルミが付いたプラスチック製が主流で、そのまま飲み込むと角の部分が喉や食道を傷つけ、体内で溶けないために、病院で内視鏡装置などを使って取り出すしかありません。

青森県黒石市の病院では、平成23年５月に、貧血の症状で検査入院した80歳代の男性が処方薬を包装シートごと誤飲し、それが原因で消化器官から出血し死亡したとみられています。

誤飲事故はこのように命の危険もありますので注意しなければなりません。

当院でもこの25年間で、２例の患者さんが薬包装シートごと誤飲され、胃内視鏡検査にて食道に刺さっている包装シートを無事に摘出しましたが、その後４～５日間は喉の痛みがあったようです。この２人の患者さんは認知症の人ではありません。うっかり包装シートを誤飲してしまったようでした。

毎年、繰り返しこのような誤飲事故が起こるのは、前にも書きましたが、患者さんや家族、看護師さんらが、服薬しやすいようにハサミで一錠ずつに切り分けているのが大きな原因であります。だから、この事を皆さんもしっかり理解をして、薬の包装シートを一錠ごとに切り分けしないように徹底してほしいと思います。そうすれば、包装シートごと誤飲することはないと思います。こういう事故は他人事ではありませんので、気をつけるようお願いします。

（平成26年4月1日）

5　高齢者のフレイル（心身の弱まり）予防を

今回は高齢者の心身の弱まりについて考えてみたいと思います。

日本老年医学会は平成26年5月、高齢になって心身が少しずつ弱っていく段階を「フレイル」と名付けて、高齢者自身の気づきや予防活動を広げる必要性を提言しました。

フレイルは簡単に言うと、人は加齢とともに心身が減衰して要支援、要介護になります。その途中に存在するのがフレイルです。その中心的な分野は筋肉、骨、関節などの運動器に関することですが、その背景には精神的な問題もありますし、「閉じこもり」のように社会との関連性の中で起きてくる問題もあります。これを放置しておきますと要介護の状態に陥ってきます。

以前、フレイルの状態は「虚弱高齢者」と呼ばれていました。虚弱だと悪いイメージを持たれやすいし、背景の多面性を言い表していないので、日本老年医学会で議論がされたようです。この「虚弱高齢者（フレイル）」は、ちょっとした気づきと支援があれば、まだまだ十分に戻れるし改善できるとの意見で、年を取って弱るのは仕方ないと考えがちだけど、弱り始めた時期を適切に見つけることで、坂道を転げ落ちるように弱くならないよう、また要介護状態になる時期を先送りする。このようにすることがフレイルのメッセージです。

このフレイル状態の人が何人該当するかを調べた先生がいて、80歳代では35％に達したとの報告です。この時に使った指標は、①体重が減った ②身体活動量が低下した ③疲れやすくなった ④握力が低下した ⑤歩く速度が低下した（米国のフリート博士が提唱した指標） この5項目から3つ以上当てはまる人はフレイルとしました。

日本では、平成18年に介護保険法が予防重視に変更され、介護予防のために25項目の「基本チェックリスト」が開発され、自治体で健診を受ける時に活用されており、皆さんもおそらくやったことがあると思います。自治体が、この「基本チェックリスト」の結果を重くみて、高齢者のフレイルの予防にどれだけ取り組んでいくかによって、高齢者の人が要介護、支援になる状態に差が出てくると思います。要介護、支援にならないようにするには、地域包括支援センターの役割が重要だと思います。

我々医師も、高齢者の病気だけではなく、生活機能や精神面に目を向けていかなければ、高齢者のフレイル予防にはならないと私は確信しております。

（平成27年４月１日）

6　医療事故について

今回は医療事故について考えてみたいと思います。医療事故情報を収集する日本医療機能評価機構は２０１４年に全国の医療機関から報告があった医療事故が３１９４件であったと発表しました。過去最多の医療事故だそうです。

医療事故の内容は、ベッドからの移動中の転落などの「療養上の世話」に関する事故が１１１９件、体内へのガーゼの置き忘れなどの「治療、処置」に絡む事故が７５７件、薬の投与量の間違いなどの「薬剤」関係の事故が２１０件、事故との因果関係は不明だが事故後に患者さんが死亡したのは２２５件、障害が残る可能性が高いケースは２９４件だとの報告です。いろんな医療事故があるようです。

最近、私が医療事故で一番気になっているのは、群馬大学病院での肝臓の開腹手術と腹腔鏡手術で、術後3か月以内に計18人の患者さんが死亡したことと、東京女子医大病院の鎮静剤の投与後に男児が死亡する事故があり、その後、同様に投与を受けた小児患者さんが11人も死亡していたことが明らかになったことです。

この２つの大学病院での体質は、患者さんが亡くなったことを本当に大変なことだと思っていないようです。思っていれば、多くの患者さんが同じような医療で亡くなることが少なくなることは明らかです。死亡原因の究明と再発防止策を考えることが出来ない大学病院だと言われても仕方がないことをしたと思います。大学自体も医師自身も、検証能力が全くないと考えます。患者さんは、大学病院という看板を信用して、安心して命を任せる気持ちであるようですが、このような病院で手術を受けることは患者さんが不幸になるばかりで、残念なことです。

万が一にも患者さんが亡くなった場合、医療事故でなくても、医師は自分のやった医療行為が正しかったかどうかをしっかり考えることが大事で、医療に対しての地道な努力や工夫をしていき、患者さんの死亡に対して真摯に反省をしていかなければなりません。そうしなければ今後の医療の向上や医療事故の再発防止にはなりません。

何度も言いますが、医師は患者さんに対して行った治療が本当に正しかったのか、あるいは正しくなかったのかを真剣に考えていかなければ、病気になった患者さんが不幸になるばかりです。

今後、医療事故がなくなることを願い筆を擱きます。

（平成27年7月1日）

7　脳梗塞とは

今回は脳梗塞について考えてみたいと思います。

脳梗塞は脳の血管が詰まって起こる病気で大きく2つのタイプに分けられます。ひとつは、脳の血管に血の塊などが流れてきて詰まってしまう「脳塞栓（心原性脳塞栓症）」で、心房細動という不整脈が主な原因です。もうひとつは、動脈硬化により脳の血管が徐々に狭くなり詰まってしまう「脳血栓」です。脳血栓は細い血管が詰まる「ラクナ梗塞」と、太い血管が詰まる「アテローム性脳血栓症」に分けられます。

脳血栓は夏に多く、心原性脳塞栓症は冬に多いと言われています。この季節による発症頻度の違いは気温による影響が大きい理由ではないかと考えられています。その理由として、夏の暑さにより脱水になり粘調（粘り気があって濃い状態）になった血液が、動脈硬化で狭くなった血管を通りにくくなるために

「ラクナ梗塞」、「アテローム性脳血栓症」が多くなると考えられます。一方、冬には寒さにより血圧があがるため、血の塊などがとびやすく、心原性脳塞栓症が冬に多くなると考えられています。

夏の脳梗塞の予防には脱水にならないことが重要です。脱水予防の基本は、こまめな水分補給ですが、水分だけではなく電解質（ミネラル）を同時にとることが大切です。その理由は、水分だけ補給した場合、汗で塩分（ナトリウム）が失われるため低ナトリウム血症などを起こし、意識障害やけいれんを引き起こすことがあるからです。

特に高齢者になると、体液量が少なくなり、食が細くなることで水分やミネラルの補給が不充分になります。また、汗による体温調節も十分には機能せず脱水になりやすい条件が揃っています。水分補給やミネラル補給のほか、適切な服装やエアコンの使用など、体温調節の工夫をすることが脳梗塞の予防となり、また熱中症の予防にもなります。

夏は熱中症に注意し脳梗塞を予防しましょう‼

（平成29年7月1日）

第2章　たけのこ医者の医療情報

1　救急車出動について

今回は救急車の出動について考えてみたいと思います。

総務省消防庁は、２０１２年の全国の救急車出動が前年比１・７％増の５８０万２０３９件で過去最高であると報告しました。この増加傾向は、高齢化がすすみ、急病のお年寄りの搬送が増加したためと考えられます。また、なかには救急車を1年間に47回も呼んだとして、高松市の男性が救急業務妨害で逮捕されました。こんな事例は稀だと思いますが「タクシー代わりに使っている」という利用者のモラルも背景にあるようです。

患者さんの救急搬送をめぐっては、高齢者の人の増加で需要が増す一方、夜間搬送時に病院側ですでにベッドが満床だったり、対応する専門医が不在だったりして、病院をたらい回しになるケースが頻発しています。だから救急搬送を依頼しても救急の受け入れ病院がなく、救急の患者さんを目の前にして救急車が30分以上も動けないこともあります。

今年の1月に埼玉県久喜市で、一人暮らしの男性（75歳）が自宅で体調不良を訴え、救急車を呼びながら25病院に受け入れを断られ、搬送先の病院が約2時間半後に決まり、救急搬送されました。しかし到着後に死亡が確認されたということです。

このようなことがないように、早く救急搬送時の対応基準を都道府県の各自治体が作っていくことが大事です。

皆さんは、現在の救急搬送の体制をどう考えますか？

救急車の出動件数が多くなったことと、医療が専門分化して自分の専門分野の疾病しか診察しないという医師が増加したために、地域救急医療が崩壊しています。そのために救急患者さんの受け入れをできなくしているので、この救急医療体制をどのようにするかを考えて、しっかり整備することが大事だと私は思います。


（平成25年7月1日）

2　ジェネリック医薬品を選んでいますか？

今回はジェネリック医薬品（後発品）について考えてみたいと思います。後発品とは、先発品の特許が切れた後に、同じ有効成分の薬を製造し販売される安価な医薬品のことです。

国（厚労省）は、後発品の方が先発品より価格が安いので、医療費を削減させる意味で後発品を勧めています。後発品は、先発品とは有効成分は同一であっても、薬の溶ける速度、剤型のちがい、薬に含まれる添加物などは異なってきますので、効果や副作用に差異が生じることがあります。だから私は後発品を積極的には勧めていません。

市町村より「後発品にすれば自己負担額が削減されますので、後発品に切り換えて下さい」との通知書が届きます。そうすると、患者さんは後発品にした方が良いと思います。でも先発品をもらっている医療機関が後発品にすれば、自己負担額は確かに減りますが、その医療機関にその後発品がなく、院外処方にして他の薬局で後発品をもらうと、薬局で払う金額もありますので自己負担額は増加することの方が多いようです。もし自己負担額の削減を考えているのであれば、先発品のまま院内処方で薬をもらっている方が良いと思いますし、薬を他の薬局でもらう手間を考えれば、そのまま院内処方のままが良いと考えます。市町村の通知書には、このことは書いてはありません。

市町村から、ジェネリック医薬品にして下さいとの通知書が届いても、それが自分にとって健康面でも経済面でも良いことなのかをしっかり考えてから、ジェネリック医薬品にした方が良いと私は考えます。

（平成26年7月1日）

追伸

平成30年12月時点で、生活保護の人はすべてジェネリックにするよう国から通告が出ているようです。

３「健康な人」増える？

今回は、日本人間ドック学会（人間ドック学会と略す）が今年の４月に発表した、健康診断の基準範囲のことについて考えてみたいと思います。人間ドック学会が示した診断基準範囲は表に示しているとおりです（参考にして下さい）。

従来の血圧は、１２９以下を「異常なし」としている収縮期血圧（上の血圧）を１４７でも健康だと示しています。

肥満度を表す体格指数「ＢＭＩ」も、現行では25以上は肥満とされていますが、男性27・７まで、女性26・１まではは肥満ではないという人間ドック学会の基準です。

またＬＤＬコレステロール（悪玉コレステロール）や男性の中性脂肪、アルコールによる肝障害の指標になるγ－ＧＴＰも表のように大幅に変わりました。

人間ドック学会は、今後も追跡調査をして、できるだけ早く新基準を正式に決め、健診を実施する医療機関に運用を呼び掛ける方針のようです。ただ、糖尿病などの持病がある人は新基準には当てはまらない可能性があるとして、主治医の指示に従うように注意を促しています。

人間ドック学会の診断基準は、持病がなく、薬も飲んでいないなどの極めて健康な男性、女性、約1万人の検査値を基に、「健康」と判断できる数値の範囲を決めたようです。だから前にも言いましたが、糖尿病や高脂血症などの基準疾患をもっている人は、血圧が145／90で新基準では正常範囲だから、血圧の薬は服用しないで良いと、皆さんは判断をしないでほしいと思います。とくに働き盛りの中高年の人は、脳卒中や心筋梗塞で突然死したり、後遺症になってしまう可能性が高くなることを認識してほしいと思います。

従来の基準値を超えているが、人間ドック学会の基準内なので大丈夫だと判断しないで、検査データを主治医に相談し、生活習慣などを変えていくことが大事で、変えていっても従来の基準値を超えていれば、主治医の判断で薬を決めてもらいましょう。

何度も言いますが、検査データが、人間ドック学会の新しい基準値の範囲なので自分は大丈夫だと考えて、健診を受けても治療しない中高年の人が増える可能性があります。検査データを必ず主治医にみせて、適切な意見を聞いて、どうしたら良いかを決めた方が、健康で長生きできると私は確信しています。

報道機関に惑わされないように、しっかりと自分の健康を考えて行動してほしいと思います。お願いします。

（平成26年10月1日）

健康な人を示す新たな健康診断の基準範囲
（日本人間ドック学会による）

	新しい基準値		従来の基準値
	男性	女性	男女とも
収縮期血圧(mmHg)	88〜147		129以下
拡張期血圧(mmHg)	51〜94		84以下
中性脂肪(mg/dl)	39〜198	32〜134	30〜149
γ-GTP(u/l)	12〜84	9〜40	0〜50
肥満度(BMI)体重(kg)÷(身長×身長)(m)	18.5〜27.7	16.8〜26.1	25未満
総コレステロール(mg/dl)	**30〜80歳** 151〜254	**30〜44歳** 145〜238 **45〜64歳** 163〜273 **65〜80歳** 175〜280	140〜199
LDLコレステロール(mg/dl)	**30〜80歳** 72〜178	**30〜44歳** 61〜152 **45〜64歳** 73〜183 **65〜80歳** 84〜190	60〜119

日本経済新聞電子版2014年4月11日1:39
https://www.nikkei.com/article/DGXNZO69714390R10C14A4CR8000/

4 C型肝炎の画期的治療薬について

今回はC型肝炎の治療薬について書いてみたいと思います。

国内では年間3万人が肝癌で死亡していますが、その約7~8割はC型肝炎が主な要因と言われています。C型肝炎の患者さんの数は約37万人、C型肝炎ウイルスの持続感染者（症状のないキャリア）は約190万人~230万人と推測されており、厚生労働省でも肝炎の早期発見、早期治療を進めています。

これまでは、C型肝炎の治療は「インターフェロンの単独治療」「インターフェロンとリバビリンの併用治療」が主流だったのですが、「インターフェロン」は副作用が強く、途中で治療を諦めてしまう患者さんが少なくはなかったのです。

長年、患者さんが苦しんできたC型肝炎の治療が、インターフェロンという注射だけではなく、経口薬として続々と登場してきました。

ひとつはブリストル・マイヤーズ社が「ダクラタスビル塩酸塩（商品名ダクルインザ６０mg）」と「アスナプレビル（商品名スンベプラ１００mg）」を発売しました。この薬の用法と用量は、ダクルインザ６０mg１日１錠を１回、投与期間は24週間、薬価は１錠９１８６円です。スンベプラ１００mg１日１錠を２回、投与期間は24週間、薬価は１錠３２８０．７円です。これを併用療法で24週間服用すると、薬価だけで２８３万４２８０円となります。

もうひとつは、ギリアド・サイエンシズ社が「ソホスブビル（商品名ソバルディ４００mg）」を発売しました。この薬の用法と用量は、ソバルディ４００mg１日１錠を１回、投与期間は12週間、薬価は６１７９９円。薬価だけで５５６万１９１０円となります。

そして、同社から「レディパスビル／ソホスブビル合剤（商品名ハーボニー配合錠）」という新しい薬が発売されました。この薬の用法と用量はハーボニー１日１錠を１回、投与期間は12週間で、薬価は８０１７１．３円です。薬価だけで７２１万５４１７円となります。ハーボニーに関しては著効率１００％の

C型肝炎治療薬と言われています。

これらの薬はインターフェロンより副作用も少なく治療期間が短いなどのメリットは大きいですが、問題は治療費が高額なことです。でもC型肝炎の治療は医療費助成の対象となっており、ソバルディで556万円、ハーボニーで721万円近くかかっても、患者さん負担は1万～2万ですみますのでC型肝炎の治療をするなら今です。

C型肝炎は自覚症状があまりありませんので、C型肝炎の診断をされても、患者さんは治療を受けない人が多いようです。しかし、今回のような内服楽は C型肝炎の治癒率90%が見込まれるので、C型肝炎と診断をされた方は、積極的に内服薬の治療を受けるように私は望みます。


（平成27年10月1日）

5　大病院の初診一万円？

今回は大病院の初診料のことについて書いてみたいと思います。

厚生労働省は、紹介状を持たずに大病院に来る患者さんに、定額負担を求める方針を固めたようです。金額は一万円を軸に検討し、２０１６年度をめどに始めるようです。軽い病気でも大病院に行く患者さんが多いため、大病院が救急医療など本来の役割を十分に果たせない問題に対応するための方針のようです。まずは患者さんは地元の「かかりつけ医」を受診し、そこで大病院に行く必要性があるかどうかを診断してもらい、そのことで医療を効率的にすると同時に過剰診療を避け、医療費の節減につなげる狙いもあるようです。

現在、入院ベッド数が２００床以上の大病院に紹介状を持たずに受診した患者さんには、病院が患者さんから特別料金を徴収できる制度があります。２００床以上の病院は全国に約２６００もあり、その半数弱の約１２００の病院が特別料金を課しています。料金は平均2000円位で最高は8400円のようです。それでも大学病院の初診患者さんの56%は、紹介状なしで大病院を選択しています。風邪などの軽症患者さんの診察におわれ、医師、看護師などはそのために忙殺され、救急や重篤な患者さんの診療体制が手薄になりがちになるため、厚労省は患者さんが大病院に集中するのを是正するため、一万円以上の定額負担を求めるようにしたようです。

日本は、健康保険証があればどの医療機関も受診ができます。だから念のためといった理由で大病院を受診する患者さんが多いのです。高度な医療を担う大病院が、救急医療やかかりつけ医から紹介される重篤な患者さんの診療に専念できるならば、質の高い医療をより少ない費用で実現できるという理由もあるようです。

患者さんは「どの医師がよいか分からない」ので複数の病院を受診し、何度も同じ検査や投薬を受ける患者さんも多いので、厚労省の目的は大病院への患者さんの集中を抑えるのと併せ、患者さんがかかりつけ医を訪ねて次に必要な診療を助言してもらい、紹介状を持って大病院を受診させ、無用なはしご受診を避け医療費を抑えるのが狙いのようです。厚労省のこの考えには私は賛成します。

皆さんが大病院を受診したいならば、主治医に遠慮なく相談して紹介状をもらうようにしてほしいと思います。

（平成28年１月１日）

追伸

令和４年10月１日より２００床以上の病院に紹介状を持っていかないと、選定療養費として医科は７７００円の負担となり、歯科は５５００円の負担となりました。厚生労働省により制定されました。

6 医薬分業について

今回は医薬分業について考えてみたいと思います。

患者さんが病院や診療所の先生から出された薬を、院外にある調剤薬局で受け取る仕組みを「医薬分業」といいます。薬の専門家である薬剤師によって、医師が処方した薬の安全性や有効性を確認することが目的です。ところが、この仕組みの役割を果たさないまま、費用がかさみつつあるということが問題になっているようです。このことについて述べてみたいと思います。

患者さんがこれまでどのような薬を服用してきたか、また、それらの薬で副作用が出なかったか、など重要な情報で、調剤薬局は本来これらの情報を基に患者さんに服薬指導をしなければなりません。また複数の薬の飲み合わせで相互作用が起こらないかにも気を配る必要があります。調剤薬局がこのような仕事をするためには、患者さんに処方されてきた薬の記録が必要で、この記録管理などをきちんと実施すれば、薬局は公的医療保険から一定の報酬を得ることが出来ます。

ところが一部のチェーンの調剤薬局は、患者さんの薬情報を記録せず、患者さんに薬を渡していました。これらの薬局では、条件を満たさずに公的医療報酬を受け取っていた疑いもあります。本来の医薬分業の役割を果たさずに利益だけを得ていたかもしれません。

また調剤薬局をめぐる疑問は「お薬手帳」のことです。調剤薬局に行くと、処方された薬の内容などを記載するための手帳を渡されることがあります。複数の薬局に行く患者さんなどは、一冊の手帳に各薬局が出した薬の情報を記録していけば、すべての薬歴が一目でわかり服薬指導なども実施しやすいのですが、患者さんが既に手帳を持っているか、また必要としているかなどを確認せず、患者さんが来るたびに機械的に簡単な手帳を出す薬局もあるようです。これは手帳への情報記入が一定の報酬を得る条件となっているためと思われます。これではお薬手帳の本来の機能を果たせてないと思います。

健康保険などの公的制度を通して、国民が払う医療費は40兆円ほどに達しており、厚労省の統計をみると、診療費よりも調剤費の伸びの方が大きいようです。限られた財源の中で医療の質をあげることは、服薬指導や健康指導に真摯に取り組む調剤薬局が多くなることが一番で、利益だけを追求しているチェーン薬局の参入は少し問題があると思います。

今の状況では、昔のように病院や診療所で薬を受け取る院内処方にしてほしいとの声が強まっても不思議ではありません。

患者さんのために、医薬分業がどこまで役立っているのかを見つめ直す時期がきていると私は考えます。

（平成28年4月1日）

7　新型コロナウイルス感染症について

今や、テレビの話題の中心になっている新型コロナウイルス感染症（以下コロナと略す）について、書いてはみますがテレビの内容の繰り返しかもしれません。

コロナはウイルス性の風邪の一種で、発熱やのどの痛み、咳が長引くこと（1週間前後）が多く、強いだるさ（倦怠感）を訴える人が多いことが特徴です。普通の風邪の症状と同じで、感染から発症までの潜伏期間は1日～12・5日（多くは5日から6日）といわれています。

コロナは飛沫感染と接触感染によりうつるといわれ、重症化すると肺炎となり死亡することもあります。特に高齢者の人や基礎疾患のある人は重症化しやすい可能性が考えられますので注意をしましょう。

日常生活で気を付けることは、まずは手洗いが大切です。外出先からの帰宅時や調理の前後、食事前などは、こまめに石けんやアルコール消毒液などで手を洗いましょう。

咳などの症状がある人は、咳やくしゃみを手で押さえると、その手で触ったものにウイルスが付着し、ドアノブなどを介して他の人に病気をうつす可能性がありますので、咳エチケットを行ってください（マスクをするということ）。

持病がある人、高齢者の人は、出来るだけ人混みの多い場所を避けるなど、より一層注意をして下さい。

最後に、治療薬について書いてみます。治療薬としてはいろいろと言われていますが、個人的な意見を言わせてもらいますと、抗インフルエンザ薬の「アビガン」という薬が効果があるのではないかと私は考えています。理由は、コロナとインフルエンザのウイルスの形状が良く似ているからと、アビガンの薬の効果があるとの臨床結果が報告されているので、そう思っております。あくまでも個人的な意見ですので、今後の臨床研究の結果をみていきましょう。

皆さん、コロナには感染しないように注意していきましょう‼

（令和2年4月1日）

追伸

現在（令和5年1月）、第8波の真っ只中で、新型コロナ感染症のオミクロン株が猛威をふるっています。パンデミックになって3年、政府の対応は新型コロナワクチン接種をするようにとの対応だけです。早く新型コロナの薬が出来るように、何故、補助をしないのかが分からない。今は防衛費を上げるよりも、こちらの方に補助金を出すことが優先だと思います。

第3章　たけのこ医者の心理学的情報

1 「主人在宅ストレス症候群」について

今回は「主人在宅ストレス症候群」について考えてみたいと思います。

開業医で診察をしていますと、患者さんと医師だけでなく、人と人が異なる立場にいて理解し合うことの難しさを痛感することが少なくありません。身近にいる夫婦も、根本的には理解し合うことが出来ない典型例かもしれません。

最近、多く相談されることをご紹介したいと思います。

60歳代の女性の患者さんが「最近、急にイライラして眠れなくなりました。頭痛もひどくめまいもあるし、時々おなかも痛くなります」と訴え受診しました。検査をしても異常を認めないし、診察を繰り返しても思い当たる病気がありません。詳しく問診をしてみると「退職した主人がずっと家に居るようになってから、体調が段々とすぐれなくなってきた」と言うのです。夫が仕事をしている時は、顔を合わせるのは朝と夜だけだったのに、今は一日中一緒にいるので息が詰まるようになったのだそうです。これは典型的な「主人在宅ストレス症候群」というものです。

そこで奥さんは「私が外に出れば解決するだろう」と考え、ない用事を作って外に出るようにしたら、今度は「コーヒーカップはどこにある？ 1週間前の新聞はどこにしまったんだ！」と携帯を何度も鳴らすので、気が狂いそうで頭は痛いし胃は痛いし吐き気も出てくるし食欲もないなどのありとあらゆる症状が出てきました。ひどい時は更に追い打ちをかけて「お前が日頃から家の中をちゃんとしていないからこんなことになるんだ！」と怒鳴り散らされることもあるようです。

ここまでになると、これはモラルハラスメントということです。多くの夫がモラルハラスメントをしていることに全く気付いていないことが重要な点です。たぶん、この奥さんの旦那さんも気付いていないと思います。この旦那さんの対応がモラルハラスメントではなくても、奥さんが「主人在宅ストレス症候群」になっているとは分からないと思います。他の夫婦でも「主人在宅ストレス症候群」に奥さんがなっているると気付いているのは皆無と言っていいようです。奥さんが「主人在宅ストレス症候群」だと旦那さんが気付いていれば、奥さんは元気だと思っています。

ここからは私が思っていることを書いてみたいと思います。モラルハラスメントに至っていない場合でも、夫が妻にひどく怒鳴ったり、文句ばかり言っていると、妻は相当に精神的に参ってきます。そうすると妻の気持ちのコントロールが出来なくなり、心身症のような、あらゆる症状が出てきます。

前例の奥さんのように頭痛、腹痛、食欲不振などの症状が発症してきます。これは根本は自律神経の乱れのため、気持ちのコントロールができないのであらゆる症状がおこります。だから、私としては症状に合わせて抗不安薬等の薬を処方しますが、夫のモラルハラスメントがひどくなり、妻の症状が悪化することになれば、本人の生命がおびやかされますので、離婚ということも視野に入れなければなりません。こういう状態になれば専門の精神科へ紹介することになります。

本当は、夫婦の双方が自分の悪かった所に気付いてもらい良好な夫婦関係を取り戻すことが必要だと私は思います。すべての人間関係に言えることですが、「相手を変えたければ、まずは自分が変わらなければなりません」自分が変わらないで相手を変えようとしてもダメです。自分を変えるように努力して下さい。

俺には俺のやり方があるという旦那さんも居るとは思いますが、旦那さんに一言。もう少し奥さんのことを思い、気配り、目配りをしてもらえたら、奥さんも機嫌が良くなり、良好な夫婦関係になることは間違いありません。

今回はちょっと難しい問題にとり組んでみました。家族は夫婦円満が一番だと思います。

主人在宅ストレス症候群：字のごとく、夫が家に居ると妻がストレスになり精神的な症状がでること。

モラルハラスメント：肉体的な暴力ではなく、言葉や態度による長時間にわたる精神的な暴力のことをいうそうです。

（平成28年10月１日）

追伸

このコロナ禍、自粛生活の中、奥さんは旦那さんが家の中にいることで、この「主人在宅ストレス症候群」になっている人が多くなっていると思います。

2　振り込め詐欺に引っかかる心理

今回は振り込め詐欺について考えてみたいと思います。

振り込め詐欺（オレオレ詐欺）とは、たとえば「オレだよ、オレ」という電話に出て、可愛い孫の名前をうっかり「〇〇ちゃん？」などと問い直すと、「そう、〇〇なんだけど、実はオレ事故っちゃってお金が必要になったんだ。だから、すぐにお金を振り込んで」と言い、指定した銀行口座に現金を振り込ませるやり口からその名前がついた詐欺事件です。

振り込め詐欺は2003年頃から始まり、高齢者を中心に被害総額もかなりの額になっております。しかし、これだけ新聞やテレビで振り込め詐欺の手口が公表されているのに、被害がなくならないのはなぜなのでしょうか？

たとえば、「警察ですが、息子さんが事故を起こし、被害者が亡くなりました」と、警察官を装った男から電話があったとします。「今、息子さんは署にいるので替わります」と言われ、電話口に出た男は、ただただ泣いている、という状況です。この場合、電話を受けた側には「警察ですが……」という言葉に「警察は市民の味方」という※ステレオタイプ思考が働きます。そして電話に出た男はただ泣いているだけなので、息子かどうかよく確認できないものの、事の重大さに一気に思考が狭くなる視野狭窄の状態になります。特に相手の見えない状況はパニックを起こしやすく、パニックに陥ったときに相手から問題解決の提示があると、簡単に応じてしまうのです。

また、最近の手口は複数の人間による劇場型で、ますます巧妙になっています。世の中に「問題の解決のために、すぐにお金を振り込め」ということはありません。不審な電話があったら電話を切って、まず本人に確認することです。

再度言いますが、警察官や弁護士を名乗られるとステレオタイプ思考が働き、相手を信じやすくなります。また相手が見えない状況ではパニックに陥りやすくなり、視野が狭くなった状態では冷静な判断が出来なくなります。この人間の心理をたくみにつくのがオレオレ詐欺です。分っているけど引っかかる心理がありますので本当に気をつけて下さい。

※ステレオタイプ思考とは
先入観が偏見を生み、差別へと変わる人間の心を言います。分かりやすく言えば、警察官や弁護士の人は正義の味方なので嘘をつかないと思う考えのことです。

（平成29年1月1日）

3　異性を好きになる心理とは

今回は異性を好きになる心理を考えてみたいと思います。私達は、なぜ異性を好きになるのでしょうか？　また、異性のどこを好きになるのでしょうか？　これまでの研究では、美人やハンサムであることが、恋愛初期では好きになるための非常に重要なポイントであることが分かっています。

男性と女性では異性のことを好きになる心理メカニズムが全く違います。男性は女性のことを99％外見で好きになります。男性は見た目で女性のことを好きになってしまう悲しい生き物なのですね！「いやいや、俺はちゃんと彼女の中身を見ているよ」と言う男性がいます。果たして本当にそうでしょうか？　では、もし今、付き合っている彼女や好きな女性の体重が倍になって、髪の毛もボサボサ、顔つきも体つきも何から何まで自分の好みとは正反対のものに変わってしまったとしたら、それでもまだその彼女のことを好きでいられるでしょうか？ たぶん、99％の男性は「ノー」だと思います。いかにその女性の性格がよかろうともです。だから、基本的には男性は女性のことを外見で好きになってしまうと言えるのです。また女性に比べて一目惚れすることが圧倒的に多いのです。

では女性はどうなのでしょうか？ 女性は男性とちがって、外見だけで男性を選ぶ女性はごく少数なのです。もちろん中には面食いと呼ばれる女性もいますが、女性は男性の顔はあまり気にしないようで、男性が思っているよりもかなりそういう女性は多いようです。

実際に女性に「モテる男の要素は？」というテーマでアンケートを取った結果、「雰囲気」などの曖昧な表現がトップになり、女性は全体像を見てイケテルかイケテナイかを判断するようなのですね！ 実際に顔（ハンサム）で判断するという結果は13・6％で、男性の顔をあまり気にしていないような結果です。だから、たとえ男性がブサイクな顔であったとしても、残りの約86％で勝負することが出来るということです。

女性は男性と違って中身で判断しているのがほとんどで、男性みたいに外見だけで直ぐに人を好きになってしまう女性は滅多にいません。だから女性はしゃべったこともない相手に一目惚れしてしまうことは、まずありません（何度も言いますが、男性は一目惚れは大いにあります）。

一目惚れするには、まずは出会いがないといけません。相手が近くに居ることが大事な要因になります。まずは相手と接触しないことには何も始まりません。同級生、クラブの先輩、後輩、職場の同僚、幼なじみ同士の結婚が多いのもこのためです。また毎日、道で、あるいは電車の中で顔を見かけるだけなのに、見かける回数が増えるにつれて、なぜかその相手に対して親しみを覚え好意を抱くようになることがあります。心理学では、これを「単純接触効果」と言っています。

気になる人がいたら、話しかけなくてもいいので接触する機会をどんどんつくりましょう。会えば会うほど、好意をもたれるようになります。ただし、あなたに対する相手の第一印象が悪いとこれは逆効果で、嫌われることになります。なので、第一印象を大切にして下さい。

次に進展の段階では、近接性や接触数などといった表面的なものとは別の要因がかかわってきます。たとえば演劇や映画で有名なロミオとジュリエットのように、妨害されればされるほど2人の結びつきはいっそう強くなります。これを心理学では「ロミオ、ジュリエット効果」といっています。これは、共通の敵に向かっていくことによってお互いの親密度が高まるためです。

話が長くなり申し訳ありませんが、もう少し恋愛の話をしたいと思います。恋愛といってもいろいろな男性と女性がいて、さまざまな形での愛情の結びつきがあります。この恋愛のタイプを6つに分けて考えたのが、心理学者のジョン・アラン・リーです。この6つのタイプの恋愛について少し述べたいと思います。

1．エロス（eros.美を求める愛）

恋愛を至上のものと考えており、ロマンティックな考えや行動をとります。

相手の外見を重視し、強烈な一目惚れを起こす愛です。これは代償を求める愛です。

2．ルダス（ludus.遊びの愛）

恋愛をゲームとしてとらえ、楽しむことを大切に考える。相手に執着せず相手との距離をとって、同時に複数の相手と恋愛できる愛です。いわゆる「遊び人」という人の愛です。

3．マニア（mania.狂気的な愛）

情熱的で、恋愛にのめりこんで相手から強い関心と愛情を得たいと思う愛です。独占欲が強く、嫉妬心、悲哀などの激しい感情を伴う愛です。

4．アガペ（agape.愛他な愛）

見返りを求めず相手の利益だけを考え、それにより自分自身が犠牲になることをいとわない、とことん尽くす愛です。代償を求めない愛で、これを母性愛と言っていいと思います。

5．プラグマ（pragma. 実利的な愛）

お金や社会的地位など、恋愛を自分の利益を得る手段と考えているしたたかな愛です。恋愛相手を選ぶ際には、社会的な地位や自分との釣り合いなど、様々な観点から検討し、自分の中の基準を満たした人が初めて恋愛対象の相手となります。恋愛自体にのめりこむことなく、あくまでクールな愛です。

6．ストルゲ（storge. 友愛的な愛）

友達同士のような、穏やかな友情的な愛です。気づかぬうちに恋愛に発展するケースも多く、ゆっくり時間をかけて愛を育んでいきます。強い感情は伴わず友情のように穏やかなので、距離が離れていても特に不安を感じることもなく、基本的に関係は長続きする愛です。

心理学者リーの愛情６タイプの理論をベースに首都圏の男女大学生を対象とした調査結果では、男子学生は献身的な傾向（アガペ）が強く、女子学生は自己中心的（ルダス）、合理的な恋愛傾向（プラグマ）が強いという結果でありました。これは、最近の男子学生はかいがいしく女性の役に立とうとしているのに、女子学生は「恋愛は恋愛、結婚は別」と割り切り、ロマンティックさと実利的な生活の安定を切り放してとらえる傾向があるという結果であると思います。女性はしたたかですね！（申し訳ありませんが調査結果の感想を述べただけです）

異性を好きになる心理として６つのタイプ別に考えてきましたが、これらのタイプに決して定まるものでもなく、個人差もあり、あくまでも参考程度に考えて下さい。

（平成29年４月１日）

4　現代に特徴的な心の病について

今回は現代の心の病について考えたいと思います。とくに、ここ40年程の間に複雑な社会背景を要因とした新しい心の障害が生まれていますので、ひとつひとつ説明したいと思います。

「燃えつき症候群」

それまで精力的に仕事に取り組んでいた人が、突然無気力になって疲労を訴えたり抑うつ状態になる現象を燃えつき症候群といいます。燃えつき症候群になってしまった人は、仕事に対する意欲がなくなり、周囲の人とうまく付き合っていけなくなり、注意力や集中力がなくなり、ミスや事故が増えます。またストレス性胃腸病などにかかったり、薬物やアルコールに依存することが特徴のようです。

症状が悪化すると自殺するケースもありますので注意しなければなりません。この病気は男性に多いと言われ、几帳面で柔軟性に欠ける人がなりやすいようです。女性では子育てを終えた年代の主婦に多くなってます。

「拒食症と過食症」

最近の若者には必要以上のダイエット志向があるようです。痩せたいという願望があまりにも強くなると、身体が食物を正常に受けつけなくなる摂食障害になってしまうことがあります。その代表が拒食症と過食症です。

拒食症は極端に食欲がなくなる一方で、過激な運動や頻繁な下剤の服用など異常なダイエットを試み、貧血や無月経といった症状があらわれます。

一方、過食症の典型的な症状は、ドーナツやお菓子などを大量に食べたあとで吐いてしまいます。いったん吐いたあとに、また過食して嘔吐するという行為を繰り返します。

拒食症と過食症の症状は正反対ですが、摂食障害という点では共通しています。一般的には、拒食症より過食症のほうが、治療が困難で慢性化しやすいと言われています。

「荷おろし症候群」

この症候群は、いわゆる「5月病」が長期間続く状態をいいます。大学入試や就職など大きな目標を達成したあとに、新たな目標がみつけられないまま無気力状態に陥り、登校拒否や出社拒否にまで至ることもあります。

荷おろし症候群になる人の傾向としては、性格が真面目な傾向の人、責任感が強い傾向の人、何事にも熱しにくく冷めにくいといった特徴が、主な荷おろし症候群になる可能性のある人の傾向になります。

「空の巣症候群」

この症候群は、子供の進学、就職、結婚などによって独立したあと、家庭に残された中高年の夫婦が、精神症状としては空虚感、不安感などにおそわれ、身体症状としては肩こり、頭痛、吐き気、食欲低下、不眠などが現れます。ひどくなりますと神経症やうつ病になってしまうこともあります。40歳代から50歳代の女性によくみられます。

空の巣症候群になりやすいタイプとしては、子育てが生きがいの良妻賢母の専業主婦、内向的で人付き合いが苦手な人、趣味が少ない人、パートナーとの信頼関係が不充分な人や仕事を持っていない人などが空の巣症候群になりやすいようです。

「青い鳥症候群」

この症候群は、たとえば優秀な学歴で一流企業に就職したにもかかわらず、もっと自分にふさわしい仕事を求めて転職を繰り返すような若者の心理傾向で、漠然とした本当の自分を探し求め不安定な状態が続くことを言います。

「ピーターパン症候群」

この症候群は、ピーターパンのように、いつまでも子供でいたいと願い、成熟した大人になれない男性の心理傾向のことをいい、自己中心的で社会に適応できず、大人の男性としての役割が果たせないことをいいます。

まだまだ心の病の症候群はありますが、紙面の関係上この位にしておきます。現代社会は日々、あわただしい複雑な社会情勢であるために、若者は、これに対応しきれなくなって心の病に陥っていると思われます（若者でなくても、中高年も対応しきれなくなっているようです）。昔のように、ゆっくりした時間で単純な日常生活が、人間にとって良い環境だと私は思います。

（平成29年10月1日）

５　パーソナルスペースと対人距離について

今回はパーソナルスペース（個人空間）と対人距離について考えてみたいと思います。

誰でも、満員電車のように見知らぬ他人と接触しなければならない時は不快に感じるでしょう。それに対して恋人といる時には、周囲に十分なスペースがあってもべったりとくっついていたいと思う気持ちですよね。

このように私たちが不快感を避けるために他人やモノとの間をとろうとする距離のことを「パーソナルスペース」と呼んでいます。パーソナルスペースとは、その人を取り囲む空間のなかで他人が入り込まない（入り込んでほしくない）空間をいいます。

アメリカの文化人類学者ホールは、人間相互の物理的距離を観察した結果、大きく分けて四つの個人空間を見いだしました。その四つの距離を説明します。

①密接距離（０ｃｍ～45ｃｍ）

この距離は恋人、夫婦などのように相手と密接な関係のときのみ許される距離です。相手の唾や入れ歯が飛んできても許される距離です。この距離に他人が入ると不快な気持ちになります。この距離を異性に許すと、世間でいう不倫関係になると言っても良いでしょう。

②個人距離（45ｃｍ～１２０ｃｍ）

この距離は友人などの親しい間柄での距離です。手を伸ばせば相手に触れられ、個人的なコミュニケーションが可能な距離です。結婚後は、異性に対してはこの距離を保つことが大事です。

③社交距離（１２０ｃｍ～３６０ｃｍ）

この距離は社会的な集まりなどに使用される距離です。相手の微妙な表情などが分かりづらいですが、言葉によるコミュニケーションは可能です。この距離は仕事などでの社会的な場面での距離だと思います。

④公的距離（３６０ｃｍ以上～）

この距離は講演などのような公的機会に使われる距離で、個人的なコミュニケーションはほとんど不可能です。

と、それぞれの空間をホールは定義しました。

パーソナルスペースの大きさは、年齢（中学生の頃から大きくなる）、性差（一般的に女性の方が男性より大きい）、性格（内交的な人のほうが大きい）、相手への好感度・文化（アメリカ人よりドイツ人のほうが大きい）などによって違うといわれています。

いきなり相手の空間に入り込むことは相手を防衛的にしますので、相手との空間を上手に利用することが対人関係をうまくやっていく上で大切になります。

まずは個人距離のお友達からです。

余計なお世話かもしれませんが、奥さんや旦那さんとの現在の距離を考えてみたらどうでしょうか。

（平成30年1月1日）

追伸

このコロナ禍、言われているソーシャルディスタンスは③社交距離のことです。

6　愛犬の気持ち

今回は犬の気持ちということで書いてみたいと思います。この題材を選んだのは、犬に咬まれて来院される患者さんが多いということで決めました。犬はみ～んな正直者です。感情（気持ち）がストレートにしぐさに現れますので、犬によくあるしぐさを解説したいと思います。

（1）前足を乗せるしぐさ

飼い主さんの膝などに前足をチョンと乗せるしぐさです。この行動は、遊んでほしい、ごはんがほしい、撫でてほしいなど、具体的な要求があるときに「チョイチョイ」と手を出してアピールします。甘えたい気持ちも入っていますのでしっかり甘えさせてやって下さい。

（2）自分の前足を執拗になめるしぐさ

愛犬が前足など自分の体の一部を執拗になめ続けているのは、ストレスを感じているサインです。運動不足や退屈さ、飼い主さんとのコミュニケーション不足などストレスの原因は様々です。愛犬が「さびしいなぁ」と思っているサインだと思ってください。

（3）人の口元や顔をなめるしぐさ

飼い主さんの口元や顔をペロペロとなめるしぐさは愛情と信頼の気持ちを表しています。なので「飼い主さん大好き！　もっと一緒にいたいなあ」という気持ちの行動です。また、「お腹が空いたなあ」のサインとして口元や顔をなめてくることもあります。

（4）ブルブルッと身震いするしぐさ

犬は体が濡れているとブルブルッと身震いをして水気を飛ばします。ですが濡れてもいないのに身震いすることがあります。これは「拒否」や「緊張」の気持ちを表しています。犬にとって苦手なことをやんわり断っている行動かも。シャンプー、爪切りや歯磨きなどをする時に身震いをするのであれば、それを拒否している行動だと思います。

（5）首をかしげるしぐさ

犬のしぐさの中でも、とっても可愛いしぐさの一つですよね。これは「音をよく聞く」ための行動です。飼い主さんの話をしっかり聞きとろうとしている証拠です。しっかり愛犬に話をして下さい。

（6）おなかを見せるしぐさ

犬がゴローンとおなかを見せてくるのは一般的に「服従」の意味が強いと言われています。急所であるおなかを相手に見せて「あなたにはかなわないですよ！」と伝えているんです。また、甘えや信頼、リラックスなどの時もおなかを見せるというしぐさもあります。なので愛犬がおなかを見せてゴローンとする時は可愛がってあげましょう。

（7）しっぽを激しく振るしぐさ

しっぽをブンブン激しく振るしぐさは愛犬が最大級に喜んでいることを意味しています。しっぽを左右にリズミカルに振るしぐさは、相手に対して「敵意はありません」と表現している行動のようです。愛犬がしっぽをしっかり振った時は大変喜んでいるのでしっかり撫でてやって下さい。

（8）しっぽを高くツンと上げているしぐさ

しっぽを高い位置に突き上げているのは警戒している証拠です。自信満々のときや興奮しているときはピンと立っていますし、自分を大きく見せるときに立たせます。初めてみる人に対してしっぽが高く立っていると、警戒しているのでこういう時は気をつけましょう。安易に手を出すと咬まれます。

（9）しっぽをおなかに巻き込むしぐさ

しっぽをおなかの方に丸めこむ行動は、犬がおびえと警戒している行動なので、このしぐさをしている時は愛犬でも手を出さない方が良いでしょう。手を出すと咬まれることもあるでしょう。

（10）あくびをするしぐさ

眠いとき以外でも、犬はあくびをします。緊張をほぐし自分を落ち着かせる行動です。人間のあくびとは異なり不安などの強いストレスを感じたときに犬はあくびをします。叱られている時などにあくびをするワンちゃんは、叱られていることを反省している証拠なので、叱るのはそこまでにしてあげましょう。

（11）咬んだあとになめるしぐさ

飼い主さんの手などを噛んだあとにペロペロと咬んだ部位をなめてくること

があります。これは反省しているのかなと思ってしまいますが、それは間違いです。「わかったな！ 逆らったら許さないぞ」という強烈なアピールなんです。騙されないようにしましょう！

(12) 目をそらすしぐさ

犬社会では相手の目を見つめることで敵意を表します。そのため、争いを避けたい時や敵意を持っていないことを伝えるために目をそらすという行動をするんです。「あなたには逆らわないよ～」という気持ちがはいっているようです。

(13) 耳を後ろに引くしぐさ

このしぐさは歓喜や甘えといった気持ちのほかに、不安や怯えを感じている時にも耳を寝かせることがあります。なのでこのしぐさをしたら、しっぽや表情から愛犬の気持ちを汲み取ってあげましょう。

(14) 参考までに

愛犬であっても、餌を食べている時にお皿に手を出すと咬まれる可能性が大きいです。犬の方は食事をとられそうだと思うのでそういう行動をすると思います。これは今までの私の経験からです。完全に食べ終わってからお皿に触れることが大事です。

これまで書いてきたことは私の経験と犬の本などから抜粋したもので、あくまで参考にしておいて下さい。愛犬と他の犬とはまた違うこともあるでしょうから！

愛犬は飼い主に対してボディランゲージが言葉の代わりです。だから愛犬のしぐさをしっかりと観察していれば、おのずと愛犬の気持ちは分かってくるはずです。

何度も言いますが、今まで書いてきた犬の気持ちは、本当に参考までにお願いします。

（平成30年7月1日）

7　ボディランゲージとは

今回はボディランゲージについて考えてみたいと思います。

「目は口ほどにものをいう」というように、情のこもった目つきは言葉以上に強く相手にメッセージを伝えます。このように言葉や文字によらないで、動作（身振り、手振り、表情、視線、姿勢）、接触、準言語（抑揚、沈黙）、装飾品（化粧、服装）などを用いて言語的なメッセージの伝達を容易にするコミュニケーションの方法を、ノンバーバル・コミュニケーション（非言語的コミュニケーション）といいます。このなかで姿勢や表情などの動作によるコミュニケーションを「ボディランゲージ」といいます。

たとえば、返事はいいが、ふんぞりかえり、よそ見をしながら話を聞いている人（これは返事をしているが話を全く聞いていないというメッセージ）、顔は笑っているが目が笑っていない人（これは怒っているか嫌な思いをしているというメッセージ）など、ボディランゲージは言葉以上に、その発信者の偽らざる真意を伝えることが多いことを、私達は今までに数多く経験しています。

また、不安で防衛的なときに腕組みをしたり、恥ずかしいときについ頭を掻いたり、嘘をついているときにはソワソワした動作が増えたりなど、正直に私達の気持ちを表現しています。

したがって言葉とボディランゲージが矛盾していると、非言語的なメッセージ（ボディランゲージ）のほうがその人の真意であると捉えられる傾向が一般的です。ボディランゲージの微妙な変化を正確に読みとることは、重要な対人的スキルといえるでしょう。

相手が自分をどう思っているかを知りたければ、相手の言葉だけでなく相手のボディランゲージをしっかり読みとり、ボディランゲージのメッセージの方が自分に対しての気持ちであるということを理解してほしいと思います。

なので嫌な人との会話の中では、あなたの嫌な思いがボディランゲージとして出ていますので気をつけましょう。

（平成30年10月１日）

8　教師の一言で子供は変わる?

今回は医療のことではなく教育のことを書かせてもらいます。

皆さんはピグマリオン効果ということを知っていますか?　これは教師の期待効果と呼んでいます。簡単に言いますと、教師が子供に期待した子は学習が伸びるということです。教師の一挙手一投足が子供達に多大な影響を与えるということです。勉強が出来る子は、こういうことが原因で成績が良いのかもしれませんね!

具体的には「みかん2個とりんご3個、合わせていくつ」という問題を解いてみて下さい。皆さんは「2+3=5」と答えると思いますが、この答えは正しくありません。正しい答えは「果物が5個」です。足し算ができるのは、同じ属性のものか上位概念の時だけです。ちょっと上位概念が分かりにくいので説明します。みかんとりんごは下位概念で、果物が上位概念と理解して下さい。

前の問題が「みかん２個、りんご３個で果物は合わせていくつ」という問題であれば「２＋３＝５個」で正しい答えとなります。

「みかん２個とりんご３個、合わせていくつ」の問題が、もし学校の問題だったらどうでしょうか？　この問題である子供は、リンゴは赤く、みかんは黄色で、そんなものを合わせられないと思ったらどうでしょうか。この子供の考えは形式論理学的には正しいのに「先生にバツをもらった。でも僕は悪くない」という思いが残ってしまうのではないでしょうか。先生の方が分かっておらず、子供の方が形式論理学的には正しいのに、この子供は納得いかず、勉強を嫌いになるかもしれませんね！

学校の先生の一言で、子供達は良い方向にも悪い方向にも変わりますので、良く子供の考えも聞くようにしてほしいと私は思っています。

未来を背負う子供達に、「頑張って下さい！」とエールをおくりたいです。

（令和３年１月１日）

9　学習意欲について

今回は学習意欲について考えてみたいと思います。

誰でも退屈でおもしろくない授業を受けた経験はあるでしょう（私なんか、しょっちゅうでした）。小学校から高校までずいぶん多くの授業を受けてきて、「学ぶ意欲や気力がわいてくるような授業を受けたい」と思ってきたのではありませんか？　それで学習意欲や動機づけのことを書いてみます。

学習意欲とは、いわゆる「学習のやる気」のことです。

たとえばA君は学習に非常に前向きに取り組みが熱心であり、他方B君がそうでないなら、A、B両君の違いは学習意欲の差でもって説明できるでしょう。けれども学習意欲は心の内面のことですから推測するしかありません。推測による判断は、その人の行動や言動、あるいは表情、態度といった表面からすることになります。これは非常に難しいです。

教師は子供の学習意欲がどんな状態にあるのか、いつも注意を払います。学習意欲が子供のどんな行動面にみられるかのポイントの例をあげてみます。

①学校への忘れものが多いほど学習意欲が低い
②授業中に、先生に質問する回数が多いほど学習意欲が高い
③テストの成績が良いほど学習意欲が高い
④欠席の少ない生徒ほど学習意欲が高い
⑤塾へ通う子供ほど学習意欲が高い
⑥親が教育熱心なところの子供ほど学習意欲が高い
⑦子供の目が輝いているほど学習意欲が高い

①〜⑦は経験的なマニュアルとしては便利かもしれませんが、教師の一方的な思い込みに陥らないことも大切です。たとえばこんな子供だとしたらどうでしょうか？

①ですが、学校の行く準備を毎回お母さんがする子供。
②ですが、どんな事でも、とにかく無闇にどんどん質問し、一度考えてからという質問ではありません。こういう子供。
③ですが、テストは塾や家庭教師、あるいは親がテスト対策をする子供。
④ですが、欠席はしませんが、よそ見や授業中に歩き回ったり雑談もよくする子供。
⑤ですが、嫌嫌に塾に行っている子供。
このように、単なる行動上のチェックリストでは不充分です。子供の全体を見ていくことが必要ですし、しかも適切に見たようでも実際は難しいです。

教師が子供の学習意欲を間違って判断して、その子供に期待したとします。その子供の学習意欲が増す場合があり、その時の成績は伸びます。これが以前に言ったピグマリオン効果です。いわゆる教師の期待効果です。

これが担任が変わり、その子供の事をしっかり把握し、学習意欲がないと判断した時は、担任はその子供に期待しませんのでその子供の成績は低下していくでしょう！　親は、担任が変わったので成績が落ちたと判断し、担任が悪いと言います。でもその子供が担任と関係なく成績が上がっていれば、その子供は「勉強がおもしろいからやる」「勉強が楽しいからやる」といった事が身についたということです。

これが内発的動機づけと言います。子供が内発的動機づけでやる気が出ているのであれば、後は子供自身がしっかり学習をやって、有名大学に合格するのは間違いないと私は思っております。

動機づけには、もうひとつ、外発的動機づけというのがあります。これはやる気を高めるために賞や罰を与えて、外的な力によって行動を引き起こそうとするものです。分かりやすく言えば、子供の成績が上がれば子供の好きな物を買って与えるということです。それで子供の学習意欲を高めるということです。

ここで罰もありますが、罰という外発的動機づけは、私は良くないと思っております。なので、子供の成績が上がれば賞を与えるということが一番良いと思います。

学習意欲がある子供は、そのままで何もしなくて良いと思いますが、学習意欲がない子供をどうするかです。学習意欲のない子供に外発的動機づけで成績を上げる経験を積むことで自信が持てるようになり（成功体験）、どんどんと学習意欲が増してきて、勉強がおもしろい、楽しいという気持ちになっていけば、これが内発的動機づけになり、あとは子供は伸びていくでしょう。この成功経験を外発的動機づけで得られるようにすれば私は良いと思います。

そうは上手くいかないのが現実です。でも一応、理想論で私の意見を書かせてもらいました。

（令和4年1月1日）

第4章　たけのこ医者の出会った患者さん

1　方言は難しい

今回は私が医師になった頃の事を書いてみたいと思います。

山崎病院で当直をしていた時のことですが、看護師の方から「ハガヂの患者さんが来ていますのでお願いします」と電話連絡があり、私が「ハナジ（鼻血）？　それは耳鼻科に行くように言って下さい」と返答したところ、「先生、ハガヂでハナヂ（鼻血）ではありません。ハガヂに咬まれて痛がっていますので早く来て下さい」

「ハナヂ（鼻血）に咬まれた？　鼻を咬まれた？」ととんちんかんな事を私は言っておりました。

「先生、とにかく早く来て下さい」とちょっと怒ったような声です。

「分かった。ベロックタンポンを用意しておくように」と指示し、「先生、ベロックタンポン？」と看護師は何が何だか分かっていないような返事でしたが電話を切り、私は急いで処置室まで行き、患者さんをみましたら、左足部を出しており、その部位に小さな傷を認め、発赤し腫れていて強く痛がっていました。

「Aさん、どうされましたか？」と尋ねると「先生、靴にハガヂがはいっており、左足を入れた瞬間にハガヂに咬まれ、その後とても痛いので来ました。これが私の足を咬んだハガヂです」とビニール袋に入った実物を見せてくれました。

「何だ！　ハガヂというのは百足（ムカデ）のことか！　この辺ではムカデのことをハガヂと言うのですか？」

「先生、そうですけど！」

「Aさん、分かりました。では治療をしますのでよろしいですか！」

「はい、先生、よろしくお願いします」

看護師に「ベロックタンポンはいりません。1％キシロカイン3㎖を用意して下さい」と指示。

「はい、先生、分かりました。最初からベロックタンポンは用意していません」と当然のごとく看護師は言いました。

百足（ムカデ）に咬まれた痛みに対しての治療は、その部位に１％キシロカインの局所麻酔がとても効果があり、すぐに痛みが消失します。そして、その部位にリンデロンＶＧ軟膏（抗生剤とステロイド）を塗布しておけば、ほぼ間違いなく治癒します。この患者さんも、この処置をしてからは、すぐに痛みがとれ本当に感謝されて帰られました。

「ハガヂをハナジ（鼻血）と間違えてしまい申し訳ありませんでした。この辺の方言を覚えないといけませんね！」と看護師に反省の弁を言い、「はい、先生、そうして下さい。ハガヂとはっきり言っていたのに、訳の分からない指示を出されるのでおかしいなと思っていました」と苦笑の顔で返事。

私は九州から千葉に来たばかりだったので、千葉の言葉（方言）を良く理解していませんでした。それで、とんだ指示を出してしまったと反省させられた患者さんでした。郷に入っては郷に従えということでしょうか！

ベロックタンポン：鼻腔深部にベロックタンポンというガーゼでパッキングして鼻出血を止める方法です。

（平成31年1月1日）

2　続・方言は難しい

今回の患者さんは50歳代の男性Aさんで、前回と同じく私が医師になった年だったと思います。

日曜日に日直をしていた時だったと思いますが、看護師の方から「先生、クチャメの患者さんが来ていますのでお願いします」と連絡がありました。

「クシャミ？　それは耳鼻科か内科に行くように言ってください」と返答したところ、

「先生、クチャメでクシャミではありません。クチャメに咬まれて、その部位が腫れていますので早く来て下さい」

「クシャミに咬まれた？　鼻を咬まれ、それでクシャミをしているのかな？」

と、とんちんかんなことを私は言っておりました。

「先生、とにかく早く来て下さい」と焦っている声です。

「分かった。もし出血しているならガーゼで圧迫し止血しておいて下さい」と指示し、

「先生、止血ですか?」と看護師はやっぱり何の指示なのか分かっていない返事でしたが、電話を切り、急いで外科処置室に行きました。

処置室に入り、患者さんをみたら、右足背部を出しており、その部位に小さな2つの傷があり、疼痛と腫脹がありましたので、

「Aさん、どうされましたか?」と尋ねると、

「先生、田圃道を歩いていると、右足がチクッとしたので下をみると蛇がいて、右足が痛みと腫れが強いので急いで病院に来たんだ」と、ビニール袋に蝮(マムシ)を持って来られて実物のものを見せてもらいました。

「Aさん、分かりました。そのマムシはあとで処分して下さい。クチャメとはこの辺ではマムシのことですね?」

「先生、そうなんだけど! それはいいから早く治療して!」

「Aさん、分かりました。では治療を開始します。よろしいですか?」

「はい、先生、早く治療して！」

看護師に、

「局所麻酔（局麻）、1％キシロカイン10㎖と切開セットの準備とマムシ抗毒素血清の注射を準備して下さい」と指示。

「はい。先生、すぐに準備します」

準備後すぐに、マムシの咬んだ部位に局麻をして十字切開をし、その部位からマムシの毒素を出すように処置しました。マムシ抗毒素血清の注射をし治療を終了しました。念のため、入院加療とし、抗生剤の点滴と処置を行い、経過良好で退院され、治癒となりました。

あとで看護師に、

「クチャメとクシャミと間違えてしまい申し訳ありませんでした。早くこの辺の方言を覚えないといけませんね！」

「はい、先生、そうして下さい。クチャメと言っているのに、耳鼻科へとか内科とか言われるのでおかしいなと思っておりました。これで2回目です。クチャ

メは蝮（マムシ）のことで、ハガヂは百足（ムカデ）のことです。しっかり覚えておいて下さい」と言われ、

「はい、分かりました。早くこの辺の方言を覚えないといけませんね！」

本当に方言に惑わせられた患者さんとなりました。今は千葉で医療を開始して40年以上になりますので、方言で戸惑うことはないと確信をもっておりますが……。


（平成31年4月1日）

3　三途の川

診察室での話の内容を書いてみようと思います。

患者Ｉさんは慢性心不全、慢性腎不全などの疾病で通院中の90歳代の男性。経過中に少し浮腫（むくみ）が出てきたので血液検査をした所、その結果、心不全の悪化と腎不全の悪化、そして貧血もひどくなっていたため、とても危険な状態と診断しました。

この結果を受けて、私はＩさんに、

「Ｉさん、この状態ならば、いつ心臓が止まっても不思議ではありませんよ。だから病院を紹介したいが、どうしますか？」と外来治療は無理な状態だと伝えると、Ｉさんは、

「先生、俺は68年前の大東亜戦争で、中国での戦いの中、鉄砲で撃たれ生死の境をさまよっていたんだ。軍の方では俺は戦死したと思われていたよ。だから、

いつ死んでもいいんだよ。病院は紹介しなくていいよ」と身振り手振りをまぜて得意そうに語って、病院の紹介を断りました。

「Ｉさん、それは大変でしたね。銃で撃たれた傷は痛かったですよね。やっぱり戦争は辛い思いしか残りませんね。どうして国と国とが喧嘩をするのでしょうか！　その結果一番の被害者となるのは国民ではないでしょうか！　戦争などは絶対にやってはいけないと私は思います」と、診察中にもかかわらず、私はＩさんの病状のことも忘れ戦争について熱く語っておりましたが、Ｉさんは自分が戦死しそうになったことを話したかったようです。

「先生、俺が鉄砲で撃たれて意識がなかった時、川の向こうに綺麗な女の人が立っていて、俺を呼んでいるので、川の中に足を入れようと頑張ってみたんだが、いくら頑張っても足が入らなくて、川の向こうには行けないままになったんだ。そうしたら意識が戻り、生きて日本に帰って来れたんだ」とまたまた得意顔で話をしていました。

「Ｉさん、そうなんだ。川に入れなかったんだ。もし川に入っていたら、Ｉさんは今ここには居ないと思いますよ。いずれそういう時が来るだろうから、その時は川の向こうに綺麗な女性がいたならば、足を川に入れるのではなく、思い切って川に飛び込んで下さい。そうするとその女性に会うことが出来ますよ」

そうは言ったものの、ちょっと言い過ぎたかもしれないと思った瞬間、病気を心配して付き添っていたＩさんの奥さんが、

「そうよ、今度はしっかり川に飛び込んだら」と、Ｉさんの肩に手をやり相槌を打ってくれました。

すると少し興奮したＩさんが、

「先生、川に飛び込めばいいとは言っても、俺は泳げないんだ。だから飛び込めないと思うよ」

「Ｉさん。その川は溺れないと思いますから、思いっ切り飛び込んでも大丈夫、心配ないですよ」と、私も話の流れで訳の分からないことを言っておりました。

「あんた、そうよ。その川は溺れるはずはないから、その綺麗な女の人の所に行けば」と、話の勢いかもしれませんが、何故か奥さんも後押ししてくださり、

これで私も少し救われた気持ちになれました。

「先生、その川は絶対に溺れないんだよね。そうであればそうするよ」と、Ｉさんはとても不安そうに返事。

「Ｉさん、その川は飛び込んでも絶対に溺れません。私を信じて下さい」

奥さんの後押しもあり、私は断言しました。

話が何だか変な方向へ行ってしまいましたが、私の本当の気持ちは、Ｉさんに安心して天国へ旅立ってもらいたいというもので、その結果このような会話になってしまいました。

私が思うことは、患者さんと死に対してフランク（率直）に話し合うことが出来たら、とても良いということです。それには、患者さんと医師との間に強い信頼関係がないと出来ないと思っております。だから、自分の命を安心してあずけられる医師に巡り合うことが大切だと思います。

この診察をした2か月後にＩさんは在宅で亡くなり、穏やかな最期を私が看取りました。その時、私はＩさんが無事に川を渡れたんだなぁと心の中で思い

ました。（合掌）

（令和元年7月1日）

4 診察は嫌？

私は消化器疾患を主に診てきましたので、腹部の診察の機会は多いです。その中でも忘れられない患者さんがいますので、今回はその話をしたいと思います。

年齢は60歳代の女性のAさんで、神経性胃炎、逆流性食道炎、神経症、不眠症の病名にて長年通院されている患者さんです。

腹部の調子が悪い時に、診察のためAさんが来院。

「Aさん、どうされましたか？」

「先生、一週間前より少し食欲がなく、胃のあたりが時々痛みます」と少し苦痛な顔で訴えられました。

「Aさん、便通はどうですか？」

「先生、順調にありますが少し軟便かな？」との訴え。

「それではAさん、診察しますからベッドに横になって下さい」と診察の準備をはじめましたが、Aさんが仲々応じてくれません。

「Aさん、診察をしますからベッドに寝て下さい」と再度言っても、Aさんは診察室の椅子に座ったままです。

「Aさん、何で診察しないの？　つらい？」

「先生、つらくありません。でも今日はダメです‼」

「何で？」

「先生、今日は勝負パンツをはいていませんので、診察は次にして下さい」とはっきり診察を拒否されました。

「そんなことはあまり気にしないでいいと思いますが、Aさんの希望ならば胃腸炎の薬を出しておきますから」と診察をせずに、投薬で終了としました。

それから約2週間後くらいにAさんが来院され、この時は症状もなく順調だったので定時薬を出すこととし、

「今日は、いつもの薬を出しておきますので、お大事に！」と診察を終わろう

としたら、Ａさんが、

「先生、今日はしっかりと診察をして下さい」と大きな声で言われました。

「Ａさん、今日は調子が良いから診察をしなくても大丈夫と思いますよ！」と言ってもＡさんは、

「先生、今日は勝負下着を着てきましたから、しっかり診察して下さい」と診察を懇願されましたので、拒否してはいけないと思い、

「それではＡさん、診察しますのでベッドに横になって下さい」と言って普段どおりの診察をしました。

診察に集中していましたので勝負下着がどのようであったかは覚えていません。どういう勝負下着であったかは皆さんのご想像にお任せします。

患者さんは色々な所に気を使っているものだなと思わされたＡさんとなりました。

Ａさんは現在も元気に小綺麗にして通院中です。


（令和２年10月１日）

5　むすこが風邪？

今回の患者さんは60歳代の男性のHさんです。高血圧症、高脂血症、慢性胃炎、逆流性食道炎の疾病にて通院加療中です。

Hさんが、12月中旬の寒い頃に診察一番で来院されました。血圧、体温、脈拍などのバイタルチェックを行いました。診察室がまだ暖かくなっていませんでしたので、少し部屋の温度が暖かくなるまで待っていました。

「Hさん、寒くなってきたけど自宅での血圧は安定していますか？」

「先生、これが朝、晩、測定した血圧のデータです。見て下さい」

「血圧の変動もあまりなく、状態は良さそうですね！　血圧の薬が合っているようです」

「先生、最近、フラつきの症状もなく、身体の調子は良いです」

「Hさん、胃の方の具合はどうですか？」

「先生、最近少し飲みすぎ、食いすぎかもしれません。胃が少し重苦しいです」

「Hさん、忘年会シーズンだから、その影響もあるのかな？」

「先生、その可能性は大いにあります。身体の調子が良いので、あらゆる忘年会に顔を出しています。飲みすぎかもしれません！」

診察室も大分暖かくなってきたので、

「Hさん、おなかの診察をしますので、いつものようにベッドに寝て下さい」

「先生、分かりました」とすぐにベッドに横になられました。

「では、診察をはじめます」

看護師が診察の介助にはいりました。胸の診察時には上着を目一杯顔まであげて、心音と肺の呼吸音を聞きやすくし、異常がないことを確認し、次に腹部の診察にいった時に、看護師が腹部を大きくみせるためにズボンを一気に下までさげました。

するとHさんのペニスがあらわに露出し、

「おい、看護師さん、俺のむすこが風邪をひくから‼　もう少しあげろ！」

すると、

「あらぁー！　ごめんなさい。ここまでさげるつもりはなかったです」と看護師が言い訳を。

「看護師さん、俺とむすこが風邪ひいたらどうするんだい！」とちょっとご立腹の様子です。

私はひと通りの診察を終えて、

「Hさん、診察、終了しました。先程は看護師が失礼をしました」

「先生、ちょっと注意しておいてよ！」

診察時にもいろんなことがあるんだなぁと思いつつ、看護師には細心の注意をして介助にあたるように指導しました。とんだ風邪さわぎとなってしまったHさんで、忘れられない患者さんとなりました。

6 見栄

今回の患者さんは50歳代の男性のKさんです。Kさんは穿通性胃潰瘍にて入院治療をして経過は良好でした。

回診を終わって医局に戻る時に、Kさんが傍によって来て、

「先生、ちょっと診てもらいたい所があるのだがいいですか？」

「Kさん、それは回診の時に言ってもらわないと困りますよ！　それでどこを診てもらいたいのですか？」

「先生、オレの竿をみてほしいんだ！　何かできているようなんだ！」

「竿？」と言うと、Kさんが下着をおろし、ペニスを出し、

「先生、これなんだよ！」とペニスの部位に小水疱疹を認めていました。

「Kさん、これは単純ヘルペスウイルス2型による感染症だから、ウイルス剤の軟膏を出しておきますから塗っておいて下さい」とはっきり診断名を言うと、

「先生、軟膏だけで治るんだ！　良かったぁ！」

「Kさん、あとで看護師に言って軟膏をとどけるようにします。お大事に！」

看護ステーションに行ってKさんの入院カルテにペニスと小水疱の図を簡単に書いて処方箋を出し、看護師にKさんの所に持っていくよう指示しました。

１週間後にKさんの所に回診に行くと、

「先生、おはようございます。身体は順調です。食欲もあり、おなかの痛みはありません」

「Kさん、そうですか。順調で良かったです。明日にでも、胃内視鏡検査（胃カメラ）をして退院日を決めましょうか。それでよろしいですか？」

「はい、先生。それでいいです。お任せします」

回診が終わり病室を出た所にKさんが寄って来て、

「先生、お願いがあるんですが……」と歯切れの悪い言葉です。

「Kさん、何ですか？　胃カメラが嫌？」

「先生、検査のことではありません。ちょっと言いにくいのですが、カルテに書いてある俺の竿の絵が少し小さいので、もう少し大きく書いてもらえませんか！　先生、お願いします」

「Kさん、カルテみたの？」

「はい、先生が回診の時、カルテをひらいた時に覗きました。その時に竿の絵が見え、小さいなぁと思ったので」

「Kさん、あの絵はペニスの大きさを表したのではなく、スペースがなかったからあの大きさになったのです。分かりましたか？」

「先生、それは分かったんだけど、でも、よろしくお願いします」と真剣な顔で言われました。

「Kさんがそこまで言うのであれば、広いスペースに書きなおしておきますよ。それでよろしいですか」

「先生、ありがとう！」

　患者さんはいろんな所に目がいき、いろんなことを気にするんだなぁ。と思わされた患者さんとなりました。

7　座布団一枚

今回の患者さんは80歳代の女性のTさんです。高血圧症、高脂血症、逆流性食道炎の症状にて通院加療中です。投薬にて病状は安定しており、少し小太りなTさんです。

ある診察時に、

「Tさん、少し体重を減らした方が良いかもしれませんね。足、腰に負担がなくなるし心臓も楽になりますよ」と説明をしたところ、

「先生、私、あまり食べていないのですが、体重が減りません！　診察時の体重測定が一番私はイヤなのです」

「Tさん、そうですか！　体重を減らすのであれば食べるカロリーを考えたらどうでしょうか」

「先生、そんな事を考えてもダメです。私は草のように太りますから」

「エッ！　草のように太る？　それは水を飲んでも太るという意味ですか‼」

「先生。はい、そうです。水を飲んでも太りますから、やせることは絶対に無理だと思います」

「そうですかぁ……。それでは太らないように努力して下さい。水もひかえめに‼」とTさんに言うと！

「先生、私、身体は重いですが、頭は軽いです」との返事です。

「Tさん、それは最近もの忘れがひどくなったという意味ですか？」

「先生、私の言ったことをあまり深く考えないで下さい。以前よりもの忘れはあったし、元々頭が悪いので頭が軽いと言ったのです」

との解答です。

「Tさん、センスあるねぇ！　座布団一枚あげたいくらいだね」

これ以降、Tさんには体重を減らすようにとは言わないで、体重を増やさないようにとだけ言うようにしました。このTさんも忘れられない患者さんとなりました。

8　本当の医療とは

患者さんは40歳代の女性のHさんです。全身倦怠感、食欲不振、腹部膨満、軟便等の症状があり来院されました。

「Hさん、今日はどうされましたか？」

「先生、１週間前から食欲がなく、下痢気味で全身がだるく、本当にどうしていいか分からないので来ました」とちょっと心配そうな声。

「Hさん、何か薬を服用されていますか？　病院は初めてですか？」

「はい、初めて診察に来ました。薬は何も飲んでいません」

「Hさん、分かりました。診察をしますから診察ベッドに横になって下さい」

「先生、このベッドですか？」

「はい、そうです」

Hさんが診察ベッドに横になられ、普段どおりに診察を始めました。視診、聴診、打診、触診を順次やり、触診をやった瞬間、下腹部に大きな腫瘤が触知できましたので緊急に検査をすることにしました。

「Hさん、今から腹部超音波検査という検査をしますのでよろしいですか?」

と、突然説明しましたのでHさんも少し慌てたようで、

「先生、何かあるんですか? 悪いものですか?」

「Hさん、これから、それを診断するために検査しますので準備して下さい」

と再度お願いをしました。

腹部超音波検査を開始し、下腹部に探触子を当てたところ大きな腫瘤が認められ、右卵巣腫瘍と診断し、それも良性ではなく悪性の超音波所見でありました。その内容をどのようにしてHさんに伝えるかはとても悩みましたが、婦人科の病気だとだけ伝えることにしました。

「Hさん、腹部超音波検査では婦人科の病気だと分かりましたので、A病院の婦人科に紹介したいのですが、よろしいですか?」

「先生、悪い病気ですか‼」

「Hさん、それは分かりません。それをはっきりさせるために紹介しますのでよろしいですか？」

「先生、本当は悪い病気で紹介するのでしょう！」

「何度も言いますけど、私は専門でもないし超音波検査だけでは明確な診断が出来ません。だからA病院に紹介しますので、その病院でしっかりと診断をしてもらって下さい。私では診断が出来ません」とはっきりとHさんに言いましたが、Hさんは私の異様な雰囲気を察したかもしれません。

「Hさん、この紹介状をもって、なるべく早くA病院の婦人科に行って下さい」

「先生、分かりました」と元気のない返事でした。

家族の人の話を聞くと、この日すぐにインターネットで婦人科の病気を調べていたようです。Hさん本人は悪い病気だと言っていたようです。もう少しHさんを安心させる対応が出来なかったと、今はとても反省しています。

私の気持ちは、紹介すれば、その病院で確定診断をしてもらい、手術が必要であれば手術をして元気に帰ってくるものだと、その時は信じていました。

Hさんを紹介して約3週間後だったでしょうか。警察署の方から、Hさんが自殺をして亡くなったので、先生の所でどのような診療をされたかを聞かれました。そのまま事実を伝え、「A病院に紹介したので、その後の状態は分かりません。A病院の方に尋ねて下さい」と説明をし、電話を切りました。

その時点では、私はHさんが何故自殺をされたかはあまり分かりませんでしたが、後日、家族の人の話を聞くと、私が紹介して、すぐA病院の婦人科を受診したようです。その後、A病院の主治医の先生より〝卵巣癌〟とはっきり言われ手術日も決定し、順調に検査もすすんでいたようです。

でもHさん本人は、癌という病名と痛い検査などで辛くなり、気持ちが耐え切れなくなって、将来を悲観して自分の命を断ったようです。自分の気持ちと家族に対しての思いを遺書に書いてあったようです。(合掌)

この患者さんを経験してからは、患者さんを紹介したら終わりではなく、「困った事や辛いことがあったら、すぐに受診して下さい」と言うことにしています。特に癌を疑った場合の患者さんは念を入れて説明しています。

Ｈさんと会った初診日まで戻れるならば、今の私はＨさんにしっかりと「辛い時はいつでも来院しても良いですよ」と言うことが出来ますし、「分からないことがあったら相談しに来て下さい」と心の底から伝えることが出来ます。

現在の私の診療に対する思いは、患者さんの病気だけを診るのではなく、患者さんの心の中のことも診なくてはいけないという気持ちが強くなりました。私を医師として成長させていただき、真の医療とは何かと気づかせてもらったＨさんに追悼の意を表し、未熟な私で本当に申し訳ありませんでした。との気持ちで一杯です。（再度、合掌）

腹部超音波検査：腹部にプローブ（探触子）という器具を体に当て超音波を出し跳ね返ってきた音波（反射）を画像化する。その画像から病変をみつけ診断するのが超音波検査です。

9 姑と嫁

今回は90歳代の女性です。軽度の心窩部痛、背部痛、食欲不振、全身倦怠感等の症状があり来院されました。腹部超音波検査、腹部CT検査、血液検査の結果、膵癌の診断をしました。しかし、本人には真実を告げないで、少し濁して説明することにしました。嘘も方便ですかね！

「Aさん、検査をしたら、膵臓が少し腫れています。だから調子が悪くなっているると思います。薬で様子をみることにしました」

「先生、薬で治る病気で良かったです」

「ただ、年齢を考えると薬の効果があるかどうかは分かりませんが、頑張ってみます」

「先生、ありがとうございます」

一緒に来院されていたお嫁さんには、Aさんの病状の真実を説明しました。

「Aさんは膵癌で進行癌だと思われます。それで、黄疸が出てきましたら、病状は一気に悪化します。それから、本人には癌とは言ってはいません。膵臓が腫れていると説明しましたので、その事は理解しておいて下さい」と話をしました。

次の日にAさんが診察に来られて、

「先生、私は身体が黄色になったら死んじゃうの？」と落胆した様子で聞いてきました。

「えっ！　どうして？」

「嫁が、『先生から、膵臓の癌で進行しているので、顔が黄色になったら病気が悪化すると説明された』と言っていましたから。そうなんですか？　先生」

「Aさん、それは病状が一番重い病気のことを説明しただけです。だから一番重い病気の癌を説明しただけで、検査では膵臓は腫れてはいますが、膵臓の癌とはまだ確定していませんので、癌もありうるということです。その事を良く分かって下さい」

「先生、でも嫁は膵臓の癌とはっきりと言っていました」とAさんも引き下がりません。

「確かに、膵臓の癌もありますが、膵臓の良性の腫瘍も炎症もありますので、はっきりとは悪性のものとは言えません。もし、はっきりと病気を知りたいならば、大きな病院でより詳しい検査をすれば明確に診断がつくと思いますので、紹介状を書きます」と説明をしましたら、

「先生、大きな病院で検査をして病気が分かったとしても、手術ができる年齢じゃないから様子をみていきます。いい薬を出して下さい」

「Aさんの気持ちは分かりました。でも気持ちが変わったならば、いつでも言ってきて下さい。紹介状は書きますので。お大事に！」

「はい、先生、分かりました」

この膵臓の件は一件落着となり良かったと思います。

本当にお嫁さんには困ったもので、Aさんに私が説明したことを全て話していましたので、もう少し配慮の気持ちを持って姑に話をしてほしかったと思い

ます。お嫁さん自身の判断ではなく、家族と良く相談してからＡさんに説明をしてほしかったです。お嫁さんが姑に対してどういう気持ちでいたかは分かりませんが、姑の気持ちに対して配慮に欠けるお嫁さんだなと思いました。その後は、お嫁さんにはＡさんの病状を説明しないようにしました。

本当に忘れられない患者さんとなりました。

腹部ＣＴ検査：腹部ＣＴ検査とは、Ｘ線を使って腹部の断層写真を撮影する検査方法です。人体を透過したＸ線をコンピューターで処理して体の輪切り像を作ります。ＣＴスキャンでは腹部の臓器が立体的にみることができます。

ＣＴ：Computer Tomography

10 座薬とは

今回の患者さんは40歳代の男性のAさんで、重い荷物を運んだあとから腰痛が発症し、それが段々ひどくなり来院されました。腰のレントゲンを撮影し、結果は異常を認めません。急性腰痛症、いわゆるギックリ腰と診断し、消炎鎮痛剤（痛み止め）として50㎎ボルタレン座薬の投与と安静を指示して治療を終えました。

3日後に、そのAさんが来院されました。

「先生、薬が全く効かなくて腰が痛くて、全く動くことが出来ないんだよ」

見るからに這ってるような格好でとても辛いような動作でした。

「Aさん、ちゃんと、座薬を使っている？　あれは、とても効く薬なんだけどな？」

「先生、薬はちゃんと使っている。1日に2回、座薬を飲んでも全く効かないから、今日は腰に痛み止めの注射を打ってもらいたくて来たんだ」と淡淡と言っておりました。

「えっ、座薬を飲んだ？」

「先生は１日１回と言ったけど、痛みがとれないから２回飲んだんだ。悪かった？」

「もう一度聞くけど、座薬を口から飲んだの？」

「そうだよ。座って飲んだんだよ。」

「座薬は口から飲むのではなく、肛門に入れなきゃ効果はないんだよ。だから腰の痛みはなかなかとれなかったんだよ。また座薬は座って飲むという意味ではないんですよ」

「何だ。そうか、俺は座って飲むもんだと思っていた。だから腰の痛みがとれなかったんだな。先生、分かったので、もう一度座薬を出してくれないか⁉」

「じゃ、座薬を５個出しておくから。腰痛はその程度でなおると思うので、今度は使用方法を間違えないで下さい。分かりました？　お願いします」

「先生、オーケー！ オーケー！ 分かった。」

「胃の薬も一緒に出しておきますので、お大事に！」

その後はこの患者さんの腰痛は消失したようで来院されませんでした。

薬は用量、用法をしっかりと説明をしないといけないことだと、つくづく感じさせられた患者さんでした。今回も何事もなく本当に良かったです。

11　診断は難しい

今回の患者さんは60歳代の男性Aさんで、宴会後に心窩部痛、嘔気、嘔吐、下痢等の症状があり来院されました。検査の結果、急性胃腸炎と診断し、絶食として入院治療を開始しました。入院後、症状は軽快していき経過は良好であり、大丈夫だと思っておりました。

翌日、回診し、

「Aさん、調子はどうですか？」

「先生、とても良く、すぐにでも退院したいです」と、とても元気な声で答えていました。

「はい、院長と相談してみますので、考えておきます」と言って病室をはなれ、直ぐに院長のもとに行きまして。

「親父（院長と2人だけの時はこう呼んでいました）、昨日急性胃腸炎で入院した患者さんの病状がとても良くて、症状は全く消失しているので患者さん自身が退院したがっています」

「病状が安定しているなら退院の方向へもっていくように」

と指示を受けました。

「親父、病状は本当に落ち着いているんだが、血圧がやや低下ぎみなので、それが気になっているんだ」

「政城（私のこと）、おまえが気になっていることを、気にならないような検査をして、納得すれば退院の方向で良い」との答えでした。

「では心電図をとって結果をみて判断します」

院長との話の結果を知らせに再度Aさんの元へ行きました。

「Aさん、院長の許可が出ました。心電図の結果正常ならば退院はＯＫです。今から心電図をとりますのでよろしいですか？」

「はい、お願いします」

看護師に心電図のオーダーを出し結果を待つことにしました。待つこと30分。

「先生、Ａさんの心電図の結果が出ました」

「じゃあ、心電図をみせて下さい」

心電図をみた瞬間、驚きました。心電図の波がV_1、V_2、V_3、V_4にＳＴ上昇の所見があり、明らかな前壁の急性心筋梗塞と診断しました。

急いで院長に報告。

「院長、先程のＡさんの心電図の所見が急性心筋梗塞の波です。早く循環器内科へ転医させなければ、大変なことになります。紹介しますがよろしいですか？」

「分かった。Ａさんのことはすべておまえに任せるので、循環器科へ紹介しなさい」

「はい、すぐ対応します」と言ってＡさんのもとに即行です。

「Ａさん、心電図の結果、急性心筋梗塞です。大変な病状なので、これから循環器内科へ紹介します」と私が焦った行動をしたのでＡさんも不安になったのでしょう。

「先生、俺は症状が全くないのに、そんなに悪いのですか?」

「はい、心臓の治療をしなければ、心不全をおこしますので、とても危険な状態と思います。だから、これから紹介しますのでよろしいですか?」

「先生がそこまで言うのであれば、お願いします」

B病院の循環器内科の先生に連絡をし、病状を説明して引き受けてもらい、救急車で転医の準備をしました。Aさんは症状がないので転医には気乗りはしていませんでしたが、私が強引に説得をし救急車でB病院へ転医となりました。

食中毒様の症状が急性心筋梗塞だったとは、大変勉強させられた患者さんとなりました。

12　ストレス

今回の患者さんは身長１６２ｃｍ、体重95ｋｇの40歳代の女性です。因みに、１６２ｃｍの理想体重は57・７ｋｇで69・３ｋｇ以上は肥満です。所謂〝デブ〟です。

その患者さんが腰痛、両膝関節痛があり来院され、腰のレントゲン、両膝関節のレントゲンをとり、その結果異常がなく、疲労性の腰痛および両膝関節痛と診断し、痛み止めの薬とリハビリの治療をしました。そして痛みの原因に体重が関係しているので、目標体重を75ｋｇに設定し、その治療方針として簡単な食事指導を行いました。

その内容は、まず始めに野菜をしっかり15分間かけて食べること、一塊の食事に30回は噛むように指導。次におかず（蛋白質）を食べるように。最後に御飯、パン、麺（炭水化物）を食べるように食べる順序を指導し、帰宅されました。

２か月後に来院された時に、

「先生、体重が６ｋｇ減りました」と嬉しそうに言うので、

「どれどれ、では体重計に乗ってください」

体重計の表示をみると何と89ｋｇ‼

「Ａさん、素晴らしい！　89ｋｇです。この調子のままで目標体重75ｋｇまで頑張って下さい」と励ましの言葉を言って診察は終了しました。

それから２か月がすぎてＡさんが来院。

「先生、申し訳ありません、体重が元に戻りました」と申し訳ないような顔で言いました。

「体重計に乗ってください。うむー体重95ｋｇか！　何でこうなりましたか」

「先生が言ったとおりにやっていたのですが、段々とストレスになり、間食をするようになったのです。１か月後に来ようと思ったのですが、体重が増えたので来院しづらくなり今日になりました」

「何で間食をするようになったのですか?」と尋ねると、

「夫が原因です。何だか分かりませんが夫が居るだけでイライラするのです。それで食べると気持ちが楽になるので食べ始めました。太った原因は夫なのです」と大声で不満をぶちまけました。

「はい、わかりました。理由はどうあれ、体重が増加しているので腰痛や両膝関節痛がひどくなります。だから以前のようにやって、体重も落として下さい。たぶんイライラの原因は更年期障害による自律神経のみだれもあるようです」

「先生、違います、原因は絶対に夫だと思います。夫が家に居なければ、このような結果にはならなかったと思います」と興奮して帰っていきました。

それから3か月後に来院された時は、体重が103kgとますます増えておりました。家庭内（夫）のストレスが多くなり、食べる欲求が段々と強くなっていると本人が言っておりましたので、

「Aさん、そんなにストレスがあり、気持ちがイライラしているようなら、精神安定剤でも出そうか?」と進言すると、

「薬はいりません。自分で頑張ってみます」と言って帰られました。

その後、半年位たった時に来院。体重は113kgと上昇しており、本人に、「体重は減らさなくても良いから、体重を維持しておくように」と言い換えました。

「先生、ごめんなさい‼」と言って帰っていかれました。

患者さんのためとは言いつつも、体重減少の指示がストレスになったのかもしれませんと、私自身反省させられたAさんでした。理想なことでも、無理な指導を押しつけるのではなく、患者さんに合わせたマイペースの方が良いのかなと思わされた患者さんとなりました。

13　ふたりぼっち

今回の患者さんは50歳代の女性です。

患者さんの訴えは、

「突然、背中が燃えるように熱くなって汗を流すかと思えば、手足、身体が水のように冷たくなって、それが一日に何回もきます。またお腹の調子も悪くなり、便秘や下痢がおこり、心が不安状態に陥ったりします」との症状でした。

「Kさん、その症状はやっぱり更年期によるもので、自律神経のバランスが悪くなっていると思います。身体症状がひどく、不安もでているので、更年期障害と言って良いでしょう」と説明しました。

「先生、更年期でホルモンのバランスが悪くなって症状があるのかもしれませんが、それだけではないと思います。子供達がすべて結婚をして家を出て行ったので、家の中には主人と２人だけです。それも原因だと思います」

「Kさん、何でそう思うのですか」と、Kさんがあまりにも興奮ぎみに言うので質問してみました。

「先生、聞いて下さい。家の中に主人と居ても私は二人ぼっちで淋しいです」

「二人ぼっちで淋しい？　何で？」と尋ねると、

「主人と同じ部屋にいても、気持ちが通じ合わず会話もなく、目を合わせない状況です。また、それぞれが自分の事をやっていて、二人でいてもひとりのような淋しさです」とさびしく語っていました。

「Kさん、何でそう思うんですか？　Kさんの方から積極的に声かけをすれば良いと思うのですが？」

「先生、そうはいきません。主人の背中に目があるようで、その目が喋りたくないと目で言っているのです。だから声もかけられなく、ひとりぼっちのようです。これなら、ひとりでいた方のひとりぼっちがよっぽど淋しくない気持ちになります」

「Kさんは、ご主人に何を求めているのですか？」

「先生、主人に、私の苦しさとか私がやってもらいたいことを察知し、自然な形で私に協力してもらいたいと思います」

「Kさん、ご主人にやってもらいたいことを素直に言えば良いと思いますが？」

「先生、女性はそうはいきません。言わなくても察知してもらうことを望んでいます。主人にはそういうことを期待しているのです」

「Kさん、それはあまりにもご主人に要求しすぎるのでは。自分から、ご主人に積極的な行動をしたらどうでしょうか？　それが報われなくても良いのでは。アガペーの愛をもって接すれば良いと思います。Kさんはあまりにもご主人に代償を求めているのではないでしょうか？　子育てをしていた時のように、代償を求めない接し方をすれば良いと思うのですが、どうでしょう？」

「先生、それは無理です。私はしっかりと主人に尽くしているのですから、主人もそうすべきだと思います」

「Kさん、それは分かりますが、それが代償を求めている愛なのです。さっきも言いましたように、子育ての時と同じように接したらどうでしょうか？」

「先生、それはやっぱり無理です」

「Kさんの言うことも分かりましたがこれだけは言っておきます。相手を変えていきたいならば、まずは自分を変えてみて下さい」

「先生、分かりました。無理だとは思いますが努力してみます」

「Kさん、イライラした時に服用するよう精神安定剤を出しておきます」

更年期に入った女性は、女性ホルモンの低下による自律神経のバランスが乱れるとともに、旦那さんとの関係も影響してくるんだなと感じた患者さんでした。

解決策は、夫も妻も子供が巣立つと二人きりなので、しっかり相手のことを思いやり、感謝し敬うことが必要であると思います。若い時のように、もう一回恋愛感情をもてば良いのですが……‼　無理ですかねぇー！

14　尿の色

今回の患者さんは80歳代の女性で、アルツハイマー型認知症、膀胱麻痺の疾病で排尿が出来なく、急性腎盂腎炎を再々発症するので留置バルーン・カテーテルを挿入されている患者さんです。2〜4週間に1回の割合で留置バルーン・カテーテルを交換していました。

ある日、家族が驚いたように訴えてきました。

「先生、おばあさんの尿の管（くだ）と尿の袋が紫色になってしまいました。どうしたら良いでしょうか？」

「Wさん、それは紫色バッグ症候群といい、尿管カテーテルを挿入している患者さんが慢性便秘症と尿路感染を合併しているときに起きます。どうして起こるかというと、まず糞便中のトリプトファンという物質が、便秘で増殖した腸内細菌に分解されてインドールになり、さらに体内でインジカンとなって尿中に排泄されます。このインジカンが尿中の種々の細菌で分解され、インジゴ（青色）とインジルビン（赤色）が生じます。この二つの物質は水に溶けるので、インジゴ（青）とインジルビン（赤）の生成比に応じて、尿バッグと尿カテーテルは赤と青の混じった色、すなわち紫色に染まることになります。こういうことで紫色になったのです」と詳しく説明をすると、

「はあー⁉ 先生、内容は分かりませんが、ブドウを食べさせたためではないのですね⁉」と、訳の分からないような顔でした。

「Wさん、ブドウでなったのではありません。便秘と尿路感染症が原因となったのです。だから、出来れば尿管カテーテルを抜いて留置をしない方が良いと思うのですが、そうするとWさんは、膀胱の細菌が腎臓までいき感染がひどくなるので、それはできないでしょう。だから、今の治療では尿路感染が発症しているので抗生剤で治療し、それから便秘を予防していく方向が良いと思います」

「先生、分かりました。薬の服用と便秘を良くすることですね！」

「はい、そうです。尿路感染には抗生剤の薬を出しておきます。便秘に対しては通じ薬を出しておきます。それで便通の方は調整して下さい」

「はい、分かりました。先生ありがとうございました」と言って帰られました。

その後も再々、尿バッグが紫色になってきます。抗生剤の投薬にてコントロール中ですが、抗生剤を服用しているときは尿バッグは紫色になりませんと家族の人は言っています。Ｗさんは慢性の尿路感染症があるので、抗生剤を長期に投与しているため菌交代現象が心配なのですが、現在も薬は投与しつづけています。

この患者さんが来院されるまで、紫色尿バッグ症候群ということを正直に言って私は知りませんでした。医学大辞典を調べても分かりませんでしたが、インターネットで検索をすると答えがすぐに分かりました。何ということでしょう！今の世の中は、インターネットで調べることで分からないものはないようです。その反面、知りすぎるために患者さん自身の不安をあおることがあると思います。現代は情報があふれていますので、その情報の波にのっていかないと時代にのりおくれると思います。情報が多すぎて処理しきれないような状況を過剰負荷環境と呼んでいます。

現代の若い人は大変だなあと心配しています。前期高齢者の著者より。

15　油断大敵

今回の患者さんは70歳代の女性のＹさんです。

結腸切除後遺症、機能性胃腸炎、変形性脊椎症の疾病にて通院中で、白髪の品が良い患者さんです。いつも美しく化粧して来院されます。

この日も診察の日で来院。患者さんに、

「Ｙさん、体調はどうですか？　変わりはありませんか？」

「先生、手術した所の左側のお腹が時々痛むことがあるんです。それが気になっています」

「Ｙさん、便通はどうですか？」

「先生、便秘ぎみになっています。この３日間は通じがありません。水分が足らないのかなあ？」

「Ｙさん、便通が良くないと身体の調子が悪くなり元に戻りません。だから便通を良くすることが大事です。水分の量や食物繊維の多い食物を食べることが大切です。水分を充分にとると便の量が増え、排便がスムースになります。食物繊維は水分を吸収して便の量を増し、これも排便をスムースにします。また、水溶性の食物繊維は便をやわらかくし、不溶性の食物繊維は腸を刺激し排便を促します」

「先生、水溶性の食物繊維と不溶性の食物繊維はどのようなものがありますか？」

「Yさん、私も食事の専門家ではないのであまり分かりませんが、水溶性食物繊維はバナナ、リンゴなどの熟した果物、こんにゃく、海藻、植物の種子などで、不溶性食物繊維は、ごぼう、はす、にんじん、きのこ、ココアなどです。あとで栄養士さんに相談して下さい」

「先生、分かりました」

「それから、Yさんの便秘のタイプについて説明します。便秘は機能的便秘と器質的便秘に大別することができます。機能的便秘には腸緊張、運動の亢進による攣縮性便秘と腸弛緩・運動低下による弛緩性便秘があり、便秘の原因の大部分をしめています。器質的便秘は、下部大腸の狭窄、閉塞あるいは外部の圧迫によって便の通過が困難となったために生ずる便秘です。Ｙさんの便秘のタイプは、おそらく機能的便秘の攣縮性便秘と、手術による吻合部の狭窄もあり、器質的便秘の混合だと思います。だから規則正しい食事と生活、水分をしっかりとり、食事は食物繊維の多いものにしてお腹が冷えないようにして下さい」と長々と説明をしました。

「先生、分かりました。食事とお腹を冷やさないようにすれば良いのですね」

「Ｙさん、そうです。診察しますので、ベッドに横になって下さい」

「はい」とＹさんはベッドに静かに横になり、そして、胸部、腹部の聴診、触診、打診の診察を終了した時点で、Ｙさんをゆっくり起こそうとした時、

「先生！」と声が出た瞬間に、私の首にＹさんの両腕がまわり、抱き着かれました。

「Ｙさん、どうしたんですか？」と慌てふためくように言いました。

「先生、大好き‼」と満足そうな返事。診察介助についていた看護師が、「Yさん、先生が苦しいので手を離して下さい」と言いながら、Yさんと私を離してくれました。

「Yさん、突然抱きつくなんて、女房でもやっていないのに驚きました」

「先生、私は満足です‼」

「Yさん、そうですか！　今日はお互いに満足したということで、いいですか？」

「先生、また来月も診察に来ます」と元気に帰られて行きました。

診察時の患者さんとの距離を前にも書かせてもらいましたが、やっぱり、患者さんは医師との距離は思っているより近くて恋人の距離になっているようです。診察時の患者さんの距離は、気持ち的には恋人の距離（45ｃｍ）、実際には友達の距離（75ｃｍ）が良いと私は思います。

診察時に何があっても対処できるようにしなければならないと思わされた患者さんでした。いつ何時でも油断大敵ですね！

16　韓流ドラマ

　今回の患者さんは80歳代の女性で、喘息、高血圧症、神経症、変形性脊椎症、両変形性膝関節症の病名にて通院中です。旦那さんが亡くなってひとり暮らしになった時はあまり元気がなく、うつ的傾向ぎみでありましたが、時間の経過とともに段々と元気になっていく様に感じていました。時間が解決したんだなあと思い、

「Aさん、最近、元気ですね！　何かありましたか？」

　本人に原因を尋ねてみると、

「はい、先生、最近韓国ドラマをみて、とても気分がいいんです。俳優さんがとてもハンサムでドラマの内容が楽しいんです」

「Aさん、どんな内容ですか」

「先生、聞いて下さい。ハンサムな男と美しい女性が、ちょっとしたキッカケ

で好きあって結婚をしようとしているんですが、２人の家柄のちがいのため、家族（親）に反対をされるのです。でも２人は好きあっているので反対されても一緒になるのです。とても素晴らしいです。日本のドラマのように、すぐにフトンを敷くのとはちがうんです」

「フトンを敷く？　どういうこと？」

「先生、今の日本のドラマはすぐに男と女が裸でフトンに入るでしょう」

「あー、ベッドシーンか！　韓流ドラマには、そのシーンがないんですね。それでとても純粋な気持ちになれるのかな？　でも、昔の日本映画もとても純粋なシーンが多かったですよね。『青い山脈』とかもそうでしょう」

「先生、昔は良かったけど、今の日本映画はすぐにフトンを敷くのでダメです。韓国のドラマはとても良いです」

「Aさんは誰のファンですか？」

「リューシオンとソンスンホンです」

「Aさん、２人はカッコ良いですか？」

「先生、2人ともとてもカッコ良く綺麗です」

「そうですか⁉　それは良かったですね。Aさんがもう少し若ければ追っ掛けをしても良かったけれど、今は腰と両膝関節が悪いので、それは無理ですね。テレビでしっかり応援をしておいて下さい」

「先生、私はテレビで充分です。今日も午後1時から韓国ドラマがあるんです」

「Aさん、分かりました。また今度、内容を教えて下さい」

「先生、ドラマの内容を聞く時間はあるんですか？」

「Aさん、内容を1分以内にまとめて来て下さい。お願いします」

「先生、それは無理だわ‼」

「Aさん、内容をまとめるのは無理しないで、出来たらでいいです。お大事に」

「先生、ありがとうございました」と言って帰って行かれました。

人の身体は人（異性）を好きになると元気になるのだなと思います。Aさんをみていると、韓国ドラマの話をしているときは、目が大きく開いて笑顔で話をしてくれました。それで、異性を好きになるということは人の気持ちを充実させ、心のエネルギーを一杯にさせる効力があるんだなあと思いました。

　追っ掛けの人の気持ちを考えてみるとエロスの愛にちかいのではないかと思います。いわゆる代償を求める愛で、すごくエネルギーを出させる愛だと思います。この愛の気持ちが続いている限り、心身ともに元気でいられると思いますが、肉体的疲労は大変だと思います。

　ちなみにアガペーの愛というのは精神的な愛で与える愛、いわゆる母親が子供に対する愛で代償を求めない愛です。これは精神的疲労は大変だと思います。

　私はエロスの愛とアガペーの愛の結合体こそ恋愛の理想的な形だと思います。この気持ちをもって奥さんや彼女に接していれば、うまくいくと私は確信しています。

17　草取りが命

今回の患者さんは70歳前半の女性で、滑って尻餅をつき、腰痛が強く来院された患者さんです。腰椎のレントゲンの結果、第1腰椎圧迫骨折と診断し、腰椎コルセットを装着させ、消炎鎮痛剤等の投薬と安静を指示して帰しました。

2週間後、来院された時は経過良好で腰痛も軽減しており、このまま安静にして下さいと指示し、帰しました。

その後、1週間後に腰痛がひどくなり来院。

「Oさん、どうしました。また転倒したんですか？」

「先生、何もしていません‼」

「Oさん、何もしてない？　私は転倒したのかと聞いたのですが。正直に言ってみて下さい。何をしたかを」としつこく聞くと、

「先生、庭の草があまりにも生えていたので草取りをやりました。でも無理は

していません」

「Oさんは腰の骨を折っているので安静が必要なんです。腰痛が軽減しているのは薬のためで、骨折が治っているのではないのです」

「先生、私はあまり骨を折っていることはしてません」

「Oさん、第1腰椎の圧迫骨折をしているので安静にしてほしいのです。骨を折っているのだから、草取りなどの骨に負担をかけることはやってはいけないのです。分かりましたか！」と強く言うと、

「でも先生、庭に草が生えていると、その所を奇麗にしないと気が済まないのです。申し訳ありません」と強く反発しました。

「Oさん、草取りを好きなのは分かるけど、今は安静にして、家族の人にやってもらうようにして下さい」

「先生、家族は全くやらないのです。だから庭に草が生えていると気になって取りたくなるんです。少し腰が痛くてもやってしまうのです。申し訳ありません」

「Oさん、気持ちは分かるけど、安静が一番の治療ですから指示に従って下さい。いいですか！」

「先生、分かりました。今度はそうします」

「Oさん、よろしくお願いしますよ」

この患者さんは、その後は指示を良く守って経過良好に症状は軽快し、第1腰椎圧迫骨折は治癒しました。本当に良かったです。

この地域（千葉県山武郡）は、春になると庭に雑草がしっかり生えるので、多くの高齢者の女性は雑草取りをやり、腰痛、両膝関節痛を訴える人が多いようです。その度に庭の雑草取りをやらないように指導しているのですが、この地域の高齢者の女性（この地域だけ?）は雑草取りを好きで、それをやることでストレス解消になっているように思います。それ故、草取りをやる人が多いと考えています。

18 胃瘻は必要？

今回の患者さんは90歳代の女性のTさんです。脳梗塞を発症して右半身麻痺となり、歩行困難な状態で加療をしていました。しかし、段々と食べられなくなり、飲みこみが悪いので胃瘻か点滴で行くしかないと、本人と付き添いをしていた娘さんに説明をしました。

Tさんに、

「Tさん、このままだと食事がはいらないので脱水で死んでしまいますよ！　胃瘻造設をしてもいいですか？」

「先生、私はこの歳まで生きれたので、いつ死んでも良いですよ！　だから、そんな事はしなくて大丈夫です」とはっきり断られました。そこで娘さんが、

「おかあさん、このままだと死んでしまうので胃瘻造設をやろうよ！　私はまだおかあさんに死んでもらいたくないから」とお母さんを必死に説得していま

した。

「先生、本当はそんな事してまで（胃瘻造設のこと）長生きしたくないんです。でも娘がそこまで言うのであれば、少し考えて返事をします」

娘さんの勢いに負けたようです。

なので私は、胃瘻造設についてTさんと娘さんに私の考えを説明させてもらいました。

「現在のTさんのように食べられなくなった時に、胃瘻造設という方法をとり延命をします。この方法は栄養状態を改善し、介護者の食事介助の手間も省け、また誤嚥性肺炎の予防にもなり、良い方法と思われます」と言った瞬間に娘さんが、

「先生、やっぱり良い方法ではありませんか！」と。

「私はこの方法をあまりお勧めはしません。理由はふたつあります。

そのひとつは、この方法では患者さん本人は何の楽しみもなく、ただただ機械的に介護され、本当は希望する医療ではないかもしれません。本人が希望す

るなら仕方ありませんが……。

ふたつめは、胃瘻を造設して栄養不足、脱水は解消するかもしれませんが、人間の身体は機械のように燃料を入れておけば良いというものではありません。人間は環境の変化やその日の体調により食欲が変わってきます。それなのに調子が悪いのを伝えることが出来ないまま、三度三度決まった量の栄養剤を注入されていきます。これでは胃腸がたまったものではありません。患者さんの中には嘔吐し、ひどい場合には窒息する人もいます。

なので私は勧めたくありません。娘さんが自分の親を延命したいという気持ちは分かりますが、胃瘻造設は親本人が希望する医療行為ではないと私は思っております」と長々と説明しました。

その後、2週間してからTさんが来院。

「Tさん、変わりありませんか？　食事はどうですか？　大丈夫ですか？」

「先生、娘がどうしても胃瘻造設をやってくれと泣いて頼むので、胃瘻造設をするようにしました。なので紹介状を書いて下さい」とTさんに懇願されました。

「Tさん、分かりました。それでいいんですね！」

「はい、先生、お願いします」

脳梗塞の診断と治療をした病院に紹介状を書き、無事にTさん胃瘻造設の手術をしてこられました。

Tさんが順調に胃瘻より栄養をとられ、少しは元気になられた時に、娘さんが心配な顔をして来院されました。

「先生、相談があります。私の左胸にしこりがあり心配になり受診しました」

と娘さんが自分のことを訴えられました。

「それでは診察をします」

左乳房を触診をしたら鶏卵大の腫瘤を認めましたので、娘さんに、

「乳房の超音波検査の準備をします」と言うと、

「先生、宜しくお願いします」と不安な顔。

超音波検査上、進行性乳癌を疑いA病院に紹介状を書きました。その後は症

状が悪化をして、娘さんは半年後くらいに亡くなりました（合掌）

胃瘻造設をした90歳代のTさんだけがのこり、介護をする人が居なくなり、Tさんは介護施設にはいることになりました。Tさんにとってはとても辛い時期だったとは思いますが、Tさんが認知症になっていたので、娘さんが居なくなったことの認識はなかったようです。

こういう展開になりましたので、私は今でもTさんは胃瘻造設をしない方が良かったと思っております。辛い思いをしたTさんなので忘れられない患者さんとなりました。

19　腹痛の原因は？

今回の患者さんは20歳の男性のTさんです。

一か月以上前から腹痛があり、他の診療所を受診し病院を勧められましたが、様子をみていたようです。腹痛がひどくなり当院を受診。血圧１００／70、体温36・８℃、脈拍１００／分、身長１７２ｃｍ、体重46・４ｋｇと、少し脱水ぎみで栄養失調のような状態でした。

「Tさん、どうしましたか」

「先生、おなかが時々刺し込むように痛みます。一か月以上前からですが、最近はとくにひどくおなかが痛みます。食欲がなく体重も減ってきました」

「Tさん、便通はどうですか？　嘔気は？」

「先生、食べてないので便はあまり出ません。少し気持ちも悪いです。それで食欲がありません」

「Tさん、少し、脱水ぎみでヤセすぎと思います。おなかを診察したいのでベッドに寝て下さい」

診察をすると、聴診で腸音が金属音があり、腸閉塞を疑い腹部単純X－P、腹部超音波検査の指示を出しました。

腹部単純X－P上は、腸閉塞の特徴的な鏡面像が認められました。腹部超音波検査では、腸管の拡張と内容物のｔｏ ａｎｄ ｆｒｏの所見、シュードキドニーサイン（Ｐｓｅｕｄｏ－Ｋｉｄｎｅｙ ｓｉｇｎ）が認められました。腹部単純X－Pと腹部超音波検査から結腸癌による腸閉塞と診断していましたが、年齢が若いので癌ではないだろうなという思いもありました。

S病院に紹介し、検査の結果結腸癌と診断され、がんセンターの方に転院したと報告を受けました。がんセンターの方で手術と治療をして元気になって帰ってくるんだろうと思っておりました。

初診から4か月経過した時にTさんの母親に会うことが出来、Tさんは1週間前に末期癌のために亡くなったということでした。（合掌）

母親としては、たとえ癌であっても治って帰ってくると信じていたと思います。報告をされに来た時のお母さんは大粒の涙を流されていました。悔しい思いと辛い気持ちが一気にきたと思います。母親としては自分が代われるものなら代わってやりたい気持ちになったと思います。

若い患者さんであっても癌を疑わなければいけないと思わされた患者さんとなりました。

腹部超音波検査上で腸管の拡張と内容物の to and fro（行ったり来たり）の所見は腸閉塞の画像所見です。

シュードキドニーサイン（pseudo-kidney sign）は腸の腫瘍の画像所見です。

第5章　たけのこ医者の思い

1　魚の骨は悪者？

『たけのこ医者のつぶやき』で、魚の骨が腹腔内（おなかの中）に刺さった患者さんと直腸の粘膜に刺さった患者さんのことを書かせてもらいました。今回は40歳代の男性の患者さんです。

咽頭痛（ノドの痛み）があり来院。左咽頭部に小さな魚の骨が刺さっているので摘出してほしいとのこと。ノドをみたら確かに小さな魚の骨が刺さっていたので、長いピンセットで摘出をしました。これで一件落着です。

この内容だけでは書く必要性はないのですが、このあとが焦点（笑点？）なのです。この人物は、実は私のことなので、ここからの話が問題なので書かせてもらいます。

この魚の骨は鰻なのです。昨日が土用の丑の日で母が鰻を買ってきており、2人で鰻を食べたのは良かったのですが、食べた後、咽頭痛が続いていたので骨が刺さったんだろうと思い、ご飯をのみこんだり、水を飲んだりして対応していたものの、どうしてもノドの痛みを取ることが出来なくて前述のようになったのです。

　このことを母に、

「今日、千葉大学の先生にノドの魚の骨を取ってもらったよ！　すっきりした」と言うと、

「あんた、何の骨を刺したのよ。まさか、昨日食べた鰻の骨ではないでしょうね！」

「そうだよ。昨日食べた鰻の骨が刺さったんだよ」と言うと、

「鰻の骨は小さくて、子供でも大丈夫なのに、人には言えないね！　可笑しくて」

「おふくろ、鰻、しばらくは食べないからね」と反抗して言いました。

「美味しいのにね！　本当に残念ね！」

今でも、鰻はトラウマとなっています。

この事件より今日まで、鰻は積極的には食べることはしていません。母親から少し馬鹿にされたのが心の中に残ったからかもしれません。

世の中のお母さんに言っておきます。母親の言葉は、息子としては心の奥深く残りますので、言葉を選んで人を傷つけないように言ってほしいです。また、子供の前では人の悪口は言わない方が良いでしょう。全国のお母さんにお願いします。

（令和2年7月1日）

2　高齢者の不眠について

今回は高齢者の不眠について考えてみたいと思います。

世の中に不眠を訴えない高齢者がいないというくらい、皆が眠れないと訴えます。

それでは高齢者がどれくらい睡眠をとっているのかを調べた先生がいて、その研究結果、高齢者の睡眠時間は一日、9時間〜9時間30分の時間寝ているようで、内訳は夜6時間、昼3時間から3時間30分寝ている結果で、高齢者は充分な睡眠時間をとっている報告でした。

このように一日の睡眠時間を充分にとっているにもかかわらず、不眠を訴えるのは、睡眠リズムの乱れが原因のようです。ですから、不眠を訴える高齢者に睡眠薬を投与して、夜充分に眠れることができれば良いと考えるのは当然ですが、高齢者に睡眠薬を出すということによって、肺炎が生じやすくなり、代謝が悪いために、翌日まで睡眠薬の影響が残り、ふらつきのため転倒しやすくなります。転倒事故によって骨折を生じ、寝たきりとなる可能性が大になります。だから、私は高齢者の人には睡眠薬をあまり出したくありません。

それでは不眠をどうするのか？　眠れないのは身体に眠りがいらないから眠れないだけで、眠れなければ眠らなくてもいいと思えば良いので、布団の中で横になって寝ていればいいのです。どうしても眠りたいなら「慈悲の瞑想」をして下さい。生命すべての幸せを願う瞑想です。たとえば「孫たちが本当に元気に育ちますように」とか「家族が健康で仲良く暮らせるように」とか「この日本国がもっと豊かになりますように」とか「この世の中から戦争がなくなりますように」とか、こういうふうに良いことばかり考えて寝ていれば、すぐに眠れるはずです。

医師の私が言うのも変ですが、睡眠薬よりこの慈悲の気持ちをもって寝て下さい。不眠の問題解決になっていなくて申し訳ありませんが、睡眠薬は高齢者にとって良くないと私は思っておりますので、こういう意見を述べさせてもらいました。

（平成26年1月1日）

3　平穏死について

今回は平穏死について考えてみたいと思います。

「平穏死」という言葉がだいぶ浸透してきましたが、皆さんはどのように解釈していますか？　私は、肉体的にも精神的にも苦痛がなく、穏やかに亡くなるということが「平穏死」だと思います。

では、平穏死は具体的にどのような経過をたどるのでしょうか？

高齢者は、脳血管疾患の後遺症や認知症の進行などから食事を飲み込む機能が衰え、気管の方に誤嚥して肺炎を起こしやすくなります。肺炎で入院、食べられないので胃瘻というパターンが多いのです。そもそも身体が必要とする以上に食べさせようとするから誤嚥が起きるのです。本人が無理なく受け付けるだけ食べさせていれば、次第に眠る時間が長くなり、最後は穏やかに息を引き取ります。このように穏やかに亡くなった人は、痛み止めの薬を使わないで良いようです。このような亡くなりかたが平穏死です。

本人にとって、どのようにしたら楽なのかを考えてみたいと思います。老衰の終末期になれば、栄養も水分も必要としません。消化管の機能がはたらかなくなって、もう食べたくないのです。それなのに胃瘻をつけて栄養液をいれるために、栄養液が逆流をして誤嚥性肺炎が起きますし、吐き戻して窒息事故につながることもあります。点滴だって、すれば心臓に負担をかけるし、肺に水がたまって呼吸困難になったり痰も出たりします。それを麻酔なしで吸引すれば苦しい状態になります。もし、本人が肺炎で病院に運ばれ、チューブ、胃瘻、身体の拘束をされたりすると、大きなストレスになるのは当然です。

それでも元のように元気になればいいのですが、老いという下り坂を逆戻りするのは無理だろうと思います。胃瘻をして元気になった患者さんは確かにいます。私が言いたいのは「すべての胃瘻が悪いのではなく、意味のない胃瘻をやめよう」ということです。

高齢者になって食べ物を受け付けなくなって誤嚥性肺炎をくり返す親に、医師は「胃瘻すれば延命が出来ます」と家族に説明をします。家族はそう説明されると「胃瘻をして下さい」と希望します。

子供が親にいつまでも生きていてほしいという気持ちは分かりますが、親が先に逝くのは順番です。人間は老いて衰えて、いずれは死にます。これは自然の摂理です。自分が同じような状況になった時、胃瘻を希望しますか？　の問いには、統計上8割の人が希望しないようです。自分がしたくないことを親や家族にはしない方が良いと思いますが、皆さんの意見は？

高齢になり、やがて病気がおそってくる時（癌、骨折など）、医療の手段を尽くして治すのは当然ですが、老衰は病気ではありません。だから医療を押しつけず、静かに見守るということも考えては良いかと私は思います。

何度も言いますが、子供が親を延命したいという気持ちは分かります。しかし、胃瘻造設は、親が希望する医療行為ではないと私は確信しています。これからは自分を含め家族で、自分が認知症、末期状態になった時にどうしてほしいのかをしっかり話し合うことが大切です。これをしっかりしておかないと、平穏死は迎えられないと私は思います。人生の最期の時ぐらいは、自分の意思にしたがって最期を迎えたいと思いますが、皆さんの考えは？

結論としましては、平穏死で最期を迎えたいならば、※リビングウィルを書いておくことが必要で、お勧めします。

皆さん、それ程遠くない老後、自分の最期をしっかり考えておいて下さい。

私自身は平穏死を希望しています。

※リビングウィル：自分がしっかりしている時に、あらかじめ自らの延命措置等に関して意思表示をしておく文書

（平成28年7月1日）

４　母の日の思い出

今回は私的な事を書かせてもらいます。

母の日の事を思い出してみますと、私はとにかく忙しい日々を送っていましたので、母の日のプレゼントを買いに行く時間は無く、夜の空いた時間にコンビニエンスストアで１本１００円の造花の赤いカーネーションを買って来て、母にあげた事を思い出します。その時のことを書いてみます。

１００円の造花の赤いカーネーションを母の日に「これ」と母に渡すと、呆気にとられた顔をして、「これ、母の日のカーネーション？」

私は「そうです」と、堂々と答えました。

「あんたはさあ、お金が一杯あるのだから、もう少し気のきいた物を買ってきたらどうなの？」

私が「これは枯れないカーネーションだから、何年でももつよ」と反論すると、「母の日を忘れなかった事だけはありがとう」と母は半ば諦めた返事でした。

ここまでは良かったんですが、その造花の赤いカーネーションが良く見える場所にしっかり置いてあり、人が来るたびに、「息子が母の日にくれた物です」と、皮肉っぽく皆に言っておりました。あまりにもしつこく皆に言っていましたので、私は母に口止め料を含め、お小遣いと本物のカーネーションを買って渡しました。それからは造花の赤いカーネーションのことは言わなくなり、また造花のカーネーションはなくなりましたので、お金で済むなら早くそうしておけば良かったなと思いました。

毎年、母の日が来ると母は、「あんたはさあ、昔、造花のカーネーションをくれたんだよね」と、私に言っておりました。本当に無理をして造花のカーネーションを買って来なきゃ良かったなと、毎年思い出させる母の日となっておりました。

でも母の日は、そういうこともなくなりました。というのは7年前に、母が

80歳でこの世を去っていきましたので、違った意味での母の日になっています。

母の日のこの事だけではなく、母が亡くなってから母との思い出が次々と浮かんできて、母に、これまで育ててきてくれて「ありがとう」という感謝の気持ちと、もう少し母の気持ちを分かってあげれば良かったなと、後悔の思いが強くなる一方です。だから高齢のお母様がおられる方は、今のうちに親孝行してあげて下さい。

父が亡くなった時は全く涙は出ませんでしたが、母が亡くなってから、独りの時に号泣している息子は私だけなのでしょうか？

最後に「おふくろ、産んでくれてありがとう」と大声で言いたい気持ちです。

今では、母の日にはこの事を思い出している私です。


（平成30年４月１日）

5 童話

今回は、30年前に私が子供達に書いた童話を載せたいと思います。

『なかよし兄弟の金魚のおはなし』

大きな水そうの中に、おにいさんのマーくん金魚とおとうとのトモちゃん金魚がいました。マーくんとトモちゃんは兄弟でなかよし、そして、みんなともよくあそんでいました。

ある日、フーくんという大きな金魚が、水そうの中にはいってきました。

「ぼくは、つよいんだから、ぼくはここの王様だ」とフーくん金魚はいばっていいました。

「そんなのいやだよ。おにいちゃんが王様だよ」とトモちゃん金魚がいいかえしました。

するとフーくん金魚がおこって、トモちゃん金魚にからだをぶつけてきました。

「いたいよ」とトモちゃん金魚はなきながら、おにいちゃんのマーくん金魚に、たすけをもとめにいきました。

マーくん金魚はトモちゃん金魚のけがをちりょうし、はなしをきいてからフーくん金魚のところにいきました。

「小さなおとうとに何をするんだ」といいました。

フーくん金魚は「なにもしてないよ」としらんぷりです。

マーくん金魚は「トモちゃんは小さいし、けがをするようなことはやめろよ」といいかえしました。

すると、フーくん金魚はおこって、マーくん金魚にむかって、つよく体あたりしてきました。大きなフーくん金魚のこうげきで、マーくん金魚は水そうのかべにげきとつしてしまいました。うごけなくなったマーくん金魚のところに、トモちゃん金魚がしんぱいそうにちかよっていきました。

た。

「おにいちゃんはだいじょうぶだよ」と元気なこえでマーくん金魚はいいました。

「おにいちゃん、フーくんはつよいから、何もしないほうがいいよ」とトモちゃん金魚はいいました。

「トモちゃん、おにいちゃんが大きくなって、フーくんにみんなとなかよくするようにいってやるので、しんぱいしないで」

「でも、なんにもしないほうがいいよ」

「そんなことはないよ。わるいのはフーくんのほうだから、おにいちゃんがトモちゃんやみんなをまもってあげるから」とマーくん金魚ははっきりとした声でいいました。

食事のじかんがきました。おなかをすかせたトモちゃん金魚が、いちばん先に食べようとしました。すると、

「こらぁ、ぼくが先にたべるんだ」と、フーくん金魚が小さいトモちゃん金魚

をおびれでおいはらいました。そしてフーくん金魚はおなかいっぱいたべて、「あー、おいしかった」とまんぞくそうにいいました。

「おなかすいたよう、おなかすいたよう」と、トモちゃん金魚やほかの金魚たちもマーくん金魚にいいました。

「トモちゃん、ほかのみんなももうすこしがまんしようよ」とマーくん金魚がみんなにいいました。でも、トモちゃん金魚やおともだちの金魚はちいさいので、おなかがすいてないていました。

「トモちゃん、おにいちゃんがなにもしてあげられなくてごめんね。おにいちゃんもおなかがすいているんだけれどがんばっているから、トモちゃんもがんばって」とマーくん金魚は、トモちゃん金魚やおともだちの金魚をはげましました。

つぎの食事のじかんがきました。こんども、またフーくん金魚がぜんぶたべようとしたので、マーくん金魚がいいました。

「フーくん、食事はみんなでなかよくたべようよ」

「いやだよ。おなかいっぱいボクがたべるんだ」とフーくん金魚がいいました。

こんどは、おこったマーくん金魚がフーくん金魚にちからいっぱいぶつかっていきましたので、フーくん金魚もびっくりしましたが、大きいフーくん金魚はまたしてもマーくん金魚をげきたいしました。マーくん金魚はみんなの金魚とトモちゃん金魚のためにひっしにたたかいましたが、ざんねんながら、こんどもまけてしまいました。

でも、あまりのマーくん金魚のこうげきにびっくりしたフーくん金魚は「わかったよ、すこしだけごはんをわけてあげるよ」とマーくん金魚にいいました。たたかいにまけたマーくん金魚は、けがをしてうごけなくなっていました。「マーくん、だいじょうぶ？」と、トモちゃん金魚とみんなの金魚がしんぱいそうにいいました。そしてすこしだけわけてもらったたべものを、トモちゃん金魚やほかの金魚たちとなかよくたべました。しかし、ちいさいトモちゃん金魚はがまんできなくて「これではおなかいっぱいにならないよー」となきました。

「トモちゃん、みんなもがまんしているからがんばろうよ」と、けがをして、いまはなにもできないマーくん金魚がいいました。

つぎのあさ、水そうのなかでうごけなくなっているマーくん金魚をしんだとおもい、おじさんは、かわにマーくん金魚をすててしまいました。

フーくん金魚は、

「やっかいなやつがいなくなって、よかったー」といいました。

それからは、トモちゃん金魚やほかの金魚たちは、まいにちまいにちフーくん金魚にいじめられていました。

マーくん金魚はかわにすてられ、しばらくのあいだはうごけませんでした。でも、がんばって、けがをなおしました。トモちゃん金魚やほかの金魚たちとわかれ、たいへんさみしいおもいをしましたが、しっかりうごきまわり、ごはんもいっぱいたべたので、マーくん金魚はずんずんおおきくなっていきました。

ある日、つりをしているおじさんに、マーくん金魚はつられてしまいました。そのおじさんは、トモちゃん金魚やほかの金魚たちをかっているおじさんだったので、マーくん金魚はトモちゃん金魚やほかの金魚たちと、またあえることができ、みんなはおおよろこびでした。それと、マーくん金魚がとてもおおきくなっていることに、たいへんおどろきました。

「おにいちゃん、かえってきてくれて、うれしいよー」とトモちゃん金魚はいいました。

「トモちゃん、みんな、げんきだった？」とマーくん金魚はうれしそうにいいました。

マーくん金魚はフーくん金魚にもいいました。

「みんなとなかよくあそぼうよ。ごはんもいっしょになかよくたべようよ」

マーくん金魚がとてもおおきくなっていたので、フーくん金魚はなにもいえませんでした。

それからは、フーくん金魚はトモちゃん金魚やほかの金魚たちのあとからおよぐようになり、みんなにいじわるをしなくなりました。

大きな水そうのなかは、マーくん金魚が王さまになり、みんなとなかよくくらしていきました。

おわり

（令和元年10月1日）

下らない童話を読んでくださりありがとうございました。

これを書いた思いは、兄弟仲良くしてほしいという気持ちと、暴力は良くないという気持ちで書きましたが、子供達に伝わったかどうかは分かりません。

しかし、１か月前位に、息子から「昔、親父が童話を書いたのはどういう内容だったか」と問い合わせがあったので、その童話の内容を思い出し、書いてみました。

6 私と山崎医院の変遷

先代の院長（父）が、昭和48年6月に千葉県山武郡横芝町に開業しました。それからの私と山崎医院のことについて書いてみたいと思います。

昭和48年6月に山崎胃腸科外科医院、19床として横芝町に開院しました。父の頑張りによって外来患者さんは毎日１００名を越し、手術も毎日のように施行していました。父は借金をおっていたので、それを返済できるかどうか心配で一生懸命に働いたと思います。その後も順調に患者さんは来院されたようです。

昭和49年に私が久留米大学医学部に入学したので、更に父の仕事に対する気持ちが強くなったようです。私が卒業するまでに手術室を建設し、その当時千葉県で3台目という超音波診断装置（日立ＥＵＢ20）を購入して、私、来るまで着々と山崎医院を充実させていったようです。

昭和55年3月に久留米大学医学部を卒業した私は、本当は久留米大学医学部外科に残って勉強をしようと考えていましたが、父は私を恋人を待つかのように横芝に来るのを待っていたようです。その気持ちに私も負け、昭和55年4月に山崎医院に副院長として勤務しました。

研究は、岐阜大学医学部病理学の高橋正宜教授の元に研究生として入局しました。月曜日から木曜日までは山崎医院で仕事し、金曜日から日曜日までは岐阜大学の病理学教室で研究しました。研究が中々すすまないので、高橋教授から東京都新宿にある中央鉄道病院（現、ＪＲ東京総合病院）の病理部に移るように指示され、部長、早川欽哉先生のもとで研究を開始しました。また、東京都がん検診センター病理部の藤井雅彦先生の所でも研究をしていました。

話を元に戻します。父は私が横芝に来たことで安心し、患者さんの数も増加して、昭和57年7月に医院の設備を充実させ胃腸科外科病院になり、２次救急医療を告示されました（病床は27床）。この当時は、私は診療と研究で大変な時期でありました。

昭和58年1月に歯科医の弟の山崎源人も呼び寄せ、歯科診療も開始しました。

昭和58年3月には、私が超音波検査を担当していて学会でも発表していたので、新しい腹部超音波装置を新しく購入してもらいました（日立EUB27超音波診断装置）。父は勉強する子、仕事する子には惜しみなく投資をしたようです（当然、収支は考えていたと思いますが?･）。

27床の病院にして、救急患者さん、入院患者さんが多くなり、27床では入院患者さんの対応が出来なくなり、昭和60年8月に新館の病床を完成させ、46床の山崎病院となりました。本当に臨床の仕事が大変になりましたが、この間も私は研究はすすめており、昭和61年8月に岐阜大学医学部より医学博士号をおくられました。

父は病院をより充実させるために、病院内で緊急の透析をするために人工透析装置を導入しました。父の思いはどんどんと病院を大きくする気持ちが一杯だったと思います。そのために肉体的には限界に来ていたと思いますが、父の気持ちは、病院を大きくし、地域医療に貢献するんだということが私は分かっていましたので反対していませんでした。

昭和62年9月に、父が千葉大学医学部で胃癌の手術を受けました。この時期にも新館増築の話をしていました。病気をしてからも病院を大きくしていくことしか考えていませんでした。手術が無事に終了し、体力が回復して昭和63年に新館の増築をし、全身ＣＴスキャンを購入しました。この時点で借金が4億円と増加していました。銀行もどんどん父に病院を大きくするように助言し、お金はいくらでも貸しますよとのことです。本当に誰が返すのと言いたいです‼

平成元年5月に、ひょんなことから中国から、父が研究をしていたＰＣＡ薬（胎盤細胞性活性物質）の共同研究をしたいということで、中国を訪問しました。この時期の父は、自分の研究が世の中に出るという気持ちが大きくなっており、心身ともに元気になっておりました。昔研究していたデータを再度整理をしていて、平成2年1月に、中国の北京市の人民大会堂でＰＣＡの講演をして満足な気持ちになっており、この時期は父はとても元気な状態でした。

平成2年3年の2年間は、父も私も充実して病院の仕事をしっかりしていましたが、平成4年10月に父が腹痛を発症。再度千葉大学病院に入院し、腸閉塞の手術を施行。診断は再発した癌による腸閉塞でした。なので余命が長くないと私は思っておりました。

本人はまだまだ仕事をする気持ちが強く、体調をみながら外来診察をして、平成5年10月に再度腹痛が発症。腹部単純X－PにNiveau（ニボー）を認め腸閉塞と診断し、本人に「再度千葉大学病院に行くか？」と聞いたら、「千葉大には行かない。おまえに全て任せるから」とはっきりと私に言いました。

平成5年10月から平成6年1月8日まで父の癌闘病生活がはじまり、私が主治医となります。腸閉塞なので絶食とし、IVH（中心静脈栄養法）を施行。この治療にて腹痛は消失したので、父は再度仕事の意欲が出てきて、平成5年11月には電子内視鏡装置を購入しました。父は気力はあったとは思いますが、病状はとても悪化していました。その頃に父が書いた文章が、亡くなったあとから次々と見つかりました。そのひとつに、父は死の恐怖に怯えながら、自分の寿命をあと6か月延ばしてほしいと書いていました。その時の文章をありのまま書いてみます。

「俺は間もなく死ぬんだなと云う実感が湧かない。既に覚悟は出来ているが、未だこの世に残されている色々の現実の処理が了っていない。其れだけに曖昧な現実対処で追われている。もう時間がないのだから一つ一つ決断処理して行かねば、病院、職員、法的手続き、相続、負債、工事、家族関係の態様などに就いて混乱が起こる。病魔の進行は考えているより早い様だ。何としても後6か月強の生命継続を与えたまえと祈る」平成５年12月17日

この文章を読んでからの私の気持ちを述べたいと思います。本当に死の恐怖がどれくらい大きいものなのか。今、健康な私には理解することが出来ませんが、いずれ私にもその時は必ずきます。その時点で、この父の気持ちがはっきり分かると思います。私は主治医として、父の本当の気持ちが分からなかったことを恥じており、本当に後悔しています。末期の状態で父は本当に苦しかったと思いますが、私の治療に対して文句も言わず耐えていたと思います。早く楽にしてあげれば良かったかもしれません。しかし息子としては生きていてほ

しかったのです。

平成6年1月6日に、父は「ゆっくりと院長として頑張るように。おまえなら出来るから」と、本当に最期を悟ったかのように私に病院の事を頼みました。この言葉を言ってから2日後の1月8日午後8時45分に父は息を引きとりました。悲しい気持ちになりましたが、これで父も苦しい思いをしなくて済むということは確かなことでしたから、私を含め家族皆、安堵した気持ちがあったことも間違いはありません。

父は、この世に未練はまだあったでしょうが、安らかに眠ってほしい気持ちと、本当に長い間父として医師として頑張ってくれたことに感謝しています。未熟だった私に色々な事を教え、最後まで私の治療に文句を言わず、この世を去っていった父。私に、もっともっと勉強して、立派な医師として地域医療をしっかりするように、自分の身体を犠牲にしてまで教えてくれた父に感謝します。

父の口癖だった言葉「患者さん側に立った医療を」という言葉の意味をしっ

かり理解し、医療に対しての座右の銘として、これから生かしていきたいと私は思っています。

何よりも仕事が好きだった父。病院を愛していた父。癌との闘いの中でもいつも病院のことを気にしていた父。その意思をついで、私は病院を守っていかなくてはならない立場に、父が亡くなった時からなったのです。それを託して「ゆっくりと院長として頑張るように。おまえなら出来る」という言葉を残し、この世を旅立った父に心から敬意を表したいと思います。

父が最後に言った「おまえなら出来る」という言葉は心に残っている言葉であり、私にとって大きな自信と励みになっており、病院を守っていく力となったのです。現在は病院から医院となっていますが、私はこの言葉を心の中の力として診療に頑張っています。

「親父、ありがとう」と今でも感謝の気持ちで一杯です。

平成6年1月9日より山崎病院の院長として私が仕事を開始し、職員も協力して何とか病院の運営をしていましたが、無理をしたのでしょう。腰痛が発症し、平成6年5月に、院長就任のパーティー後に椎間板ヘルニアの手術を施行。手術の入院期間は従兄弟の山崎世紀先生に山崎病院を頼みました。

平成になってから腹部超音波診断の症例をまとめており、専門書を出版するために、毎夜遅くまで執筆をしておりました。これは山崎病院に来院された患者さんに報いるためと、今後、後輩に資料として残しておかなければならないという気持ちがあったからです。平成6年5月に、『腹部超音波診断の症例』という、念願であった専門書が出来上がりました。本の表紙は、父の最後の腹部超音波検査で、肝臓の超音波像を載せました。父と患者さんに、この専門書を捧げたいと思います。

父が亡くなって1年も経過してくると、家族も職員も大分落ち着いてきていましたが、私だけは本当に不安な毎日でストレスが充満している状態でした。このことは私ひとりが感じていることで誰も知らないことです。

平成7年3月には、私が専門とする超音波診断装置（カラードップラー）を導入しました。借金もある中、高価な設備投資です（患者さんのためです）。

平成7年4月には、山崎病院新聞の「杏の実」を年4回発刊するようにしました。この新聞を出す目的としては、山崎病院での出来事、職員の努力の姿、仕事振りなどの病院内の動きを患者さんに知っていただくためでした。医療職員と患者さんとの関係は、信頼関係なくしては良い医療が出来ませんので、杏の実の新聞によって、より深く山崎病院を理解していただきたいと思い、新聞を企画しました。新聞を出したことで、患者さんが当院を身近に感じられており、非常に評判が良い状況です。現在も新聞を出しており、もう110号となっております。良くも続いているなと思っております。

平成8年3月、千葉県医師会より、私のライフワークでもある腹部超音波検査の研究に対して学術奨励賞を授与されました。

平成8年8月、『父との絆』の書籍を創英出版社より出しました。これは父の癌闘病記で、本を書きはじめようとした切っ掛けは、父の絶筆ノートが亡くなった後に見つかったからです。早く書き上げたいという気持ちは充分にあったのですが、病院の仕事におわれ執筆どころではありませんでした。父の3回忌が終わり、やっぱり父の癌闘病の経過を、父と同様に癌と闘っておられる方々に伝えたいという気持ちが強くなったので、闘病記を書き始めました。書きたいという気持ちが強くなっていたので、約2か月位で本を書き上げました。筆無精の私が良く書いたなと思いながら、自分自身に感心しています。

平成10年10月に、46床の山崎病院から19床の山崎医院となりました。理由は平成10年2月に、非常に残念なことですが、全く病院組織を理解していない、本当に無知な職員が、保健所へ病院に関しての告発を行ったようです。なぜ職員かというと、職員でなければ分からない内容だったからです。保健所と県の医療整備課から約10名ほど来院され、すべての書類を提出させられ厳しい監査がありました。監査の結果は全く問題がないと判明しましたが、私は、この事に関しては全く納得していませんでしたし、憤りを感じておりました。私は、家族を犠牲にまでして病院を守ってきたこと、地域医療のために努力してきたことを、一部の職員が全く理解していなかったことが残念です。

病院を守っていくには、人員の確保が大変だということと、たとえ人員を確保して病院を続行していこうと思っても、職員の中に私の医療方針を全く理解していない者が居るということで、職員を増員すれば病院をやっていけるという問題ではないと私は感じました。

これから書くことは、私が断腸の思いでその当時の職員の前で述べたことです。

「良い医療を提供できるのは、医師一人の力ではなく、医療従事者すべてのチームワークが必要だと、私は今でも考えています。そのチームワークが成り立ってこそ、はじめて納得のいく医療ができるものです。このことは私がミーティングする度に言っていたことなので、すべての職員が理解していてくれるものだと信じていました。

ところが、今回の保健所への告発で、山崎病院のチームワークが乱れているように思え、私が目指している医療を実現するためには、病院という形態にとらわれずに、また、それに振り回されては無理だと思い、私の考えについて来てくれる職員と共に、私の納得のいくチーム医療をしていきたいと思いますので、病院を閉鎖し、19床の医院として再出発をしていきたいと思います」ということを全職員の前ではっきり言いました。

父が亡くなって4年10か月間、父の遺志を受け継いで病院の体制を変えないで頑張ってきましたが、残念ながら病院を閉鎖する事態になりました。「ゆっくりと院長として頑張るように。お前なら出来る」と父が言った言葉とは逆の状況に山崎病院はなったようです。本当に残念な気持ちだったのです。

平成16年4月に、19床のベッドも高齢者だけとなり、介護保険制度も始まっていたので、一般病床を介護病床とし、介護療養型医療施設としました。なので老人医療に向けてまっしぐらです。

と思っておりましたが、小泉内閣で療養病床38万床を15万床に削減する政策をとりましたので、これにより平成19年に当院の19床の病床がなくなり、無床の山崎医院となったのです。

この政策により、行き場のない高齢者の患者さんが現実には増加し、「さまよう患者さんと家族」となっており、これがいわゆる介護難民と言われました。

このように医療破壊をさせる方針を示したのは、小泉内閣での政策決定です。でもこの小泉内閣を支持したのは国民である皆さんです。文句は言えません。

平成23年2月10日に母が永眠しました。母が亡くなるまでの闘病の経過を簡単に書きたいと思います。

平成６年に父が亡くなってからは、ずっと私と母は一緒に住んでおり、子供の教育のため平成４年より妻は東京に居ることになり、約20年間は別々の生活です（令和４年時点で約30年間です）。母も妻もこの生活で良かったようです。2人が良ければ私は何も文句はありません。

母の足腰が大分弱ってきたのを私は感じていた時に、母が風呂場で転倒し、腰と膝を骨折しました。この事が原因で寝たきりの状態となり、車イスの生活となったのです。それで子供４人（男２人女２人）が母の介護をするようになりました。

でも母には肝硬変と糖尿病という病気がありましたから、この骨折をきっかけに肝臓の状態が悪化し、そのために腹水がおなか一杯に溜まり、腹部膨満が続いて苦しい状態でした。そんな時に、母が私（主治医）に「お兄ちゃん（わたしのこと）、最後は苦しまないようにしてね」と頼みました。

「うん、分かった……」と小さな涙声で返事をしていました。

しっかり治療、介護をしていても、母は段々と弱ってきて、平成23年2月10日、眠るようにして4人の子供が見守る中、母、山崎瑛子（やまざきてるこ）は80歳でこの世を去っていきました。

亡くなってから母との思い出が次々と浮かんできて、母にこれまで育ててくれてありがとうという感謝の気持ちと、もう少し母の気持ちを分かってあげれば良かったなと、後悔の思いです。父が亡くなった時は全く涙は出ませんでしたが、母が亡くなってから、独りの時に号泣している息子は私だけなのでしょうか。

最後、おふくろに産んでくれてありがとうと大声で言いたいです。

平成23年3月11日、訪問診察中に東日本大震災がありました。山崎医院は、3日間電気が来ないで停電状況だったので診察が出来なくなったのです。無床の診療所になっていたので入院患者さんのことは心配しなくても良かったのですが、停電が続いていたので、寒い夜を過ごしたことを思い出しています。皆さんもそうだったと思います。

また、この地震によって福島第一原発の爆発により、外部に放射性物質が放出され環境汚染問題が発生しました。これにより原子力発電所の問題が惹起されました。現在も続いています。

平成24年10月に、『たけのこ医者のつぶやき』の本を創英出版社から出版しました。皆さんから「大変読みやすかったですよ」と言われ、10年後の今、書いているのがこの本です。つづきです。

関東信越厚生局千葉事務所から、平成26年と平成30年に2回、カルテ監査に呼ばれました。厳しい監査でしたが、カルテには不正は何もありませんでした。地区医師会の先生方に聞いても、カルテ監査に一度も呼ばれたことはありませんと。では何故、私の所だけ2回も呼ばれたのか疑問に思っておりましたが、監査委員に何故、呼ばれたのかを聞くと、「先生の所はひとりの患者さんの保険点数が高いので監査に呼びました」ということです。私の意見を言うならば、診断のため検査をしていけば、保険の点数は高くなるのは当然なことです。カルテ監査に呼ばれたくなければ検査をするなということですかね？　検査はクリニックでするのではなく病院でやってくれということかな？　と、私は感じました。

令和1年9月、大型台風15号により、山崎医院の旧館の屋根が飛ばされ、各所の雨漏りがひどくなったので、3日間休診として後片付けに追われていました。私の所だけでなく、千葉県全体もあっちこっちで災害があり停電となっていたので、東日本大震災の時と同じように大変な状況となっていました。東日本大震災の時は寒い思いでしたが、今回の台風では暑く、寝苦しい夜を経験していました。なので患者さんの方も受診できる状況ではなく、当院の方も診察が出来る状況ではなかったので、この事をきっかけに工事業者の人と旧館を壊す計画をしました。令和2年に工事を着工することに決定しました。

思わぬことに令和2年4月7日～5月6日の期間、新型コロナウイルス感染症緊急事態宣言が発令されました。このために人の動きが制限され、患者さんの受診控えもあり保険収入が激減しました。でも工事の計画はすすんでおり後戻りは出来ない状況で、医院の収入は減って借金が増加するだけとなっておりました。コロナ禍で不安が一杯となり（コロナに感染する不安と借金を返すことができるのかなの不安）、ストレスが父が亡くなった時と同じ位かかってしまい、令和４年３月に２回目の腰椎、椎間板ヘルニアを発症してしまいました。症状は腰痛と右下肢の麻痺が発症し歩行困難な状態となりました。義理の弟である武本俊彦先生の所で即時ＭＲＩ検査を施行し、第３腰椎と第４腰椎の椎間板ヘルニアと診断を受けました。ただし、ヘルニアは左の椎間板ヘルニアなのに、右下肢の麻痺が伴っており、病態的にはおかしい状態でした。

虎の門病院整形外科の福島成欣先生を紹介してもらい、福島先生の診断のもとに低侵襲手術の内視鏡下椎間板摘出術（ＭＥＤ）をしていただき、入院５日間で退院し、１週間で職場復帰をしました。私が休んでいる間、東京大学医学部附属病院の腎臓内科に勤務する息子の智貴先生が臨時で診察をしてくれました。本当に助かりました。私も患者さんも感謝の気持ちが一杯です。

令和4年9月より城西国際大学看護学部の非常勤講師となり、看護学部の学生さんの前で講義をさせてもらいました。とても新鮮な気分になりました。

私と山崎医院との係わりは学生時代を含めると半世紀となり、すべてを網羅することは出来ませんが、簡単にその変遷を書いてみました。

腸閉塞：腸の物理的閉塞（腫瘍、便、炎症、腸管の癒着など）により腸管内容物の搬送が障害された状態を腸閉塞という。一方、機能的な運動障害による搬送障害はイレウスという。

ＩＶＨ（intravenous hyperalimentation・中心静脈栄養法）：これは経口摂取が出来ない時に、中心静脈に直接高カロリーの栄養成分を投与する方法です。

腹部ＸＰのNiveau（ニボー）：Ｘ線検査で腸閉塞に特徴的な像がNiveau（ニボー）像です。この像は腸管内ガスと液体がたまり、その境がＸ線に鏡面像として水平にはっきり映し出された像です。

電子内視鏡装置：電子内視鏡はスコープの先端にレンズのついた管を消化管に挿入し、モニターで画像を観察できます。患者さんも消化管内部をモニターでみることが出来る装置のことです。

ＭＲＩ（Magnetic Resonance Imaging）検査：エックス線は使用せず、強い磁石と電磁波を使って体内の状態を断面像として描写する検査です。特に脳、脊髄、四肢、子宮卵巣、前立腺といった骨盤内の病変に関して優れた検査能力を持っています。神経や血管を描出できる検査です。

内視鏡下椎間板摘出術（Micro Endoscopic Discectomy）：細いスコープを椎間板ヘルニア部位に挿入し、ヘルニアを摘出する手術で、傷は小さくてすみます。

〈あとがき〉

『たけのこ医者のつぶやき』の本を出してから10年が経過しており、本のつづきを出す気持ちや時間もありませんでしたが、このコロナ禍で暇な時間が出来ましたので続刊を書くことになりました。

平成7年4月より、病院新聞として「杏の実」を出しました。そこに書いた記事と私が出会った患者さんのことを主として本にしました。杏の実の新聞も27年経過し、私も医師として40年以上も従事しており、ふたつとも良く続いているものだなと自分で感心しています（自分で自分の事を誉めたいです）。患者さんと新聞を編集するスタッフに感謝しています。

自分の意見を入れていますが、本の内容の一部は各新聞や各書籍を参考にしていますので、その点に関してはご海容をお願いします。

この本で伝えたかったのは、前回同様に町医者がいかに色々なことを考え、いろんな公的な仕事をやっているかということ、いろんな患者さんに出会っていることを知ってもらえば良いと思います。この本の内容に関して各先生方の考えや意見はあると思いますが、ご批判は覚悟の上です。

私は大変多くの患者さんに出会ったことで勉強をさせてもらい、今の私があると思っていますので、患者さんに感謝します。また皆さんには、本当に町医者のつぶやきに付き合って下さいまして誠にありがとうございました。

私の汚い文字の原稿を活字にしてくれた鴨作清一君に感謝します。また協力してくれた山崎医院スタッフにも感謝します。

この本の出版にあたりブイツーソリューションの皆様と檜岡芳行氏のご協力に感謝を申し上げます。

最終章で私と山崎医院の変遷を書かせてもらいました。

最後にここまで私をささえてきてくれた妻に感謝し、この本を捧げたいと思います。

令和5年3月

山崎医院　医局にて

著者略歴

山崎　政城　（やまざき　まさしろ）

昭和29年6月　福岡県久留米市生
昭和49年4月　久留米大学医学部入学
昭和55年3月　久留米大学医学部卒業
昭和55年4月　山崎胃腸科外科医院勤務
昭和61年8月　岐阜大学医学部にて医学博士
　　　　8月　山崎病院　副院長
平成6年1月　山崎病院　院長
平成10年10月　山崎医院　院長
平成23年3月　日本福祉大学　福祉経営学部（通信教育部）卒業

令和4年9月　城西国際大学看護学部 非常勤講師

〔所属学会〕
日本内視鏡学会、日本超音波医学会、日本プライマリ・ケア連合学会、日本心療内科学会、日本内科学会

〔学会認定等〕
日本内視鏡学会認定：内視鏡専門医（令和4年6月まで）、
日本超音波医学会認定：超音波専門医、
日本プライマリ・ケア連合学会：プライマリ・ケア認定医・指導医
日本医師会認定：産業医
日本心療内科学会：登録医
麻酔科標榜医、介護支援専門員、認知症サポート医

〔公的役職〕
介護保険運営協議会委員（横芝光町）、
横芝光町認知症初期集中支援チームの認知症サポート医、
横芝光町町医（横芝光町）、横芝光町学校医（横芝光町）、
山武長生夷隅地域産業保健センター登録産業医（山武郡市）、
横芝光町防災会議委員（横芝光町）、介護保険に基づく指定医（横芝光町）

〔著書〕
『腹部超音波診断の症例』自然科学社
『心に残るカルテ』共著　千葉日報出版局
『父との絆』創栄出版
『父との約束』文芸社
『たけのこ医者のつぶやき』創栄出版

〔受賞〕

平成8年　千葉県医師会：学術奨励賞受賞

たけのこ医者のつぶやき　つづき

二〇二三年七月二十日　初版第一刷発行

著　者　山崎政城
発行者　谷村勇輔
発行所　ブイツーソリューション
〒四六六・〇八四八
名古屋市昭和区長戸町四・四〇
電　話　〇五二・七九九・七三九一
ＦＡＸ　〇五二・七九九・七八四四
発売元　星雲社（共同出版社・流通責任出版社）
〒一一二・〇〇〇五
東京都文京区水道一・三・三〇
電　話　〇三・三八六八・三二七五
ＦＡＸ　〇三・三八六八・六五八八
印刷所　モリモト印刷

ISBN978-4-434-32389-8